DR. MED. CHRISTINE REILER

MEINE BESTEN

HAUSMITTEL
aus Küche und Garten

Fotos: Harald Eisenberger

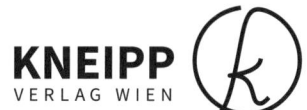

KNEIPP
VERLAG WIEN

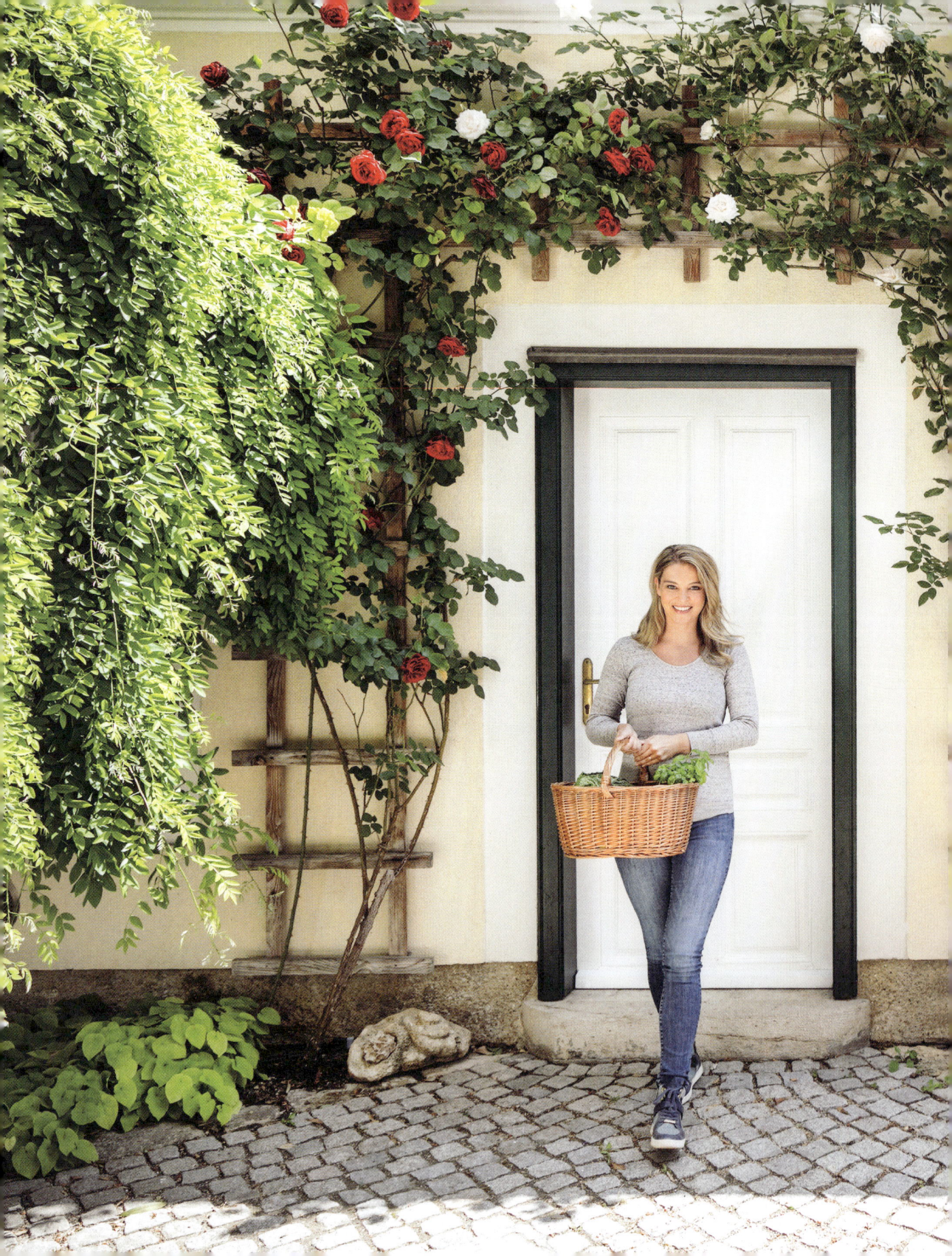

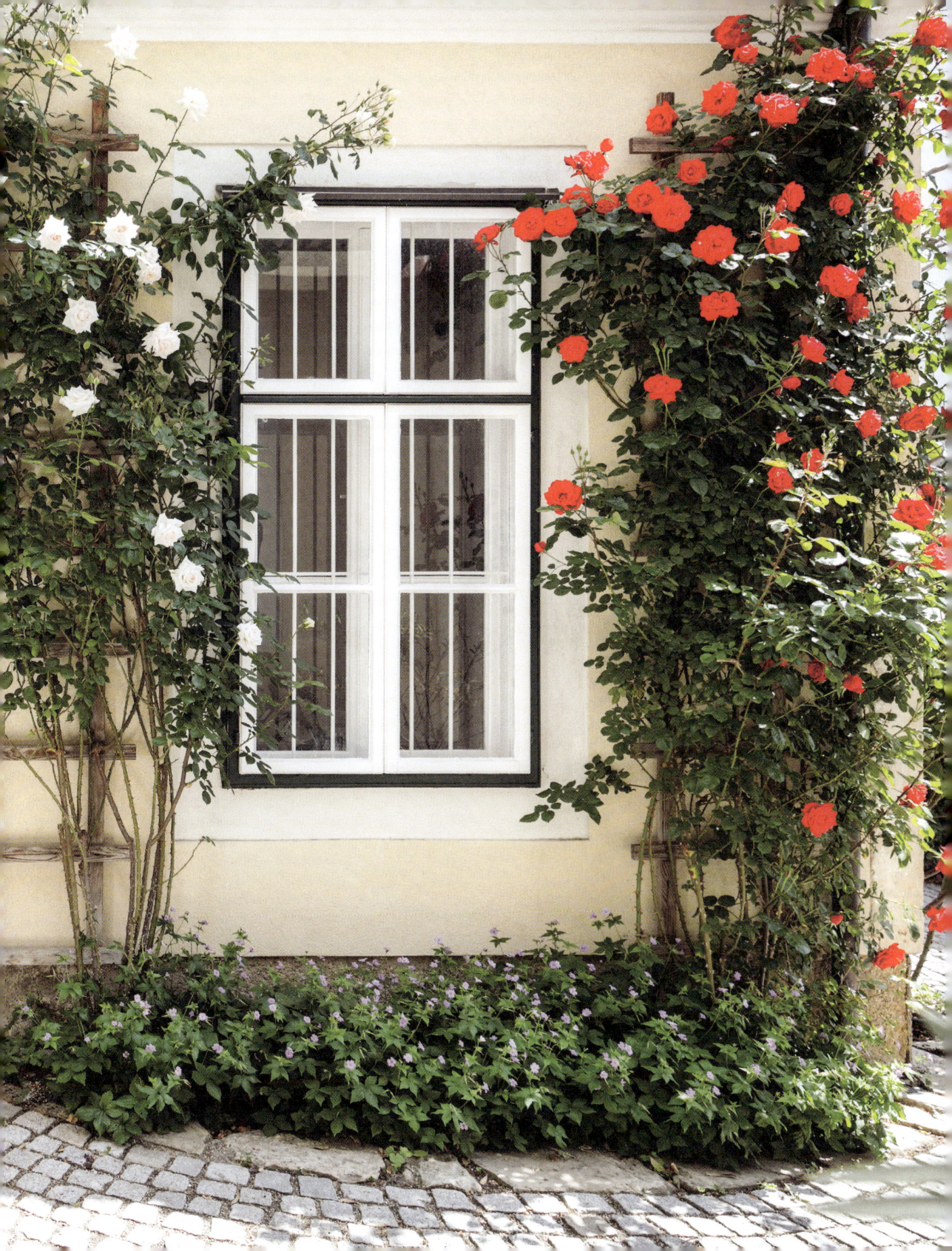

Vorwort

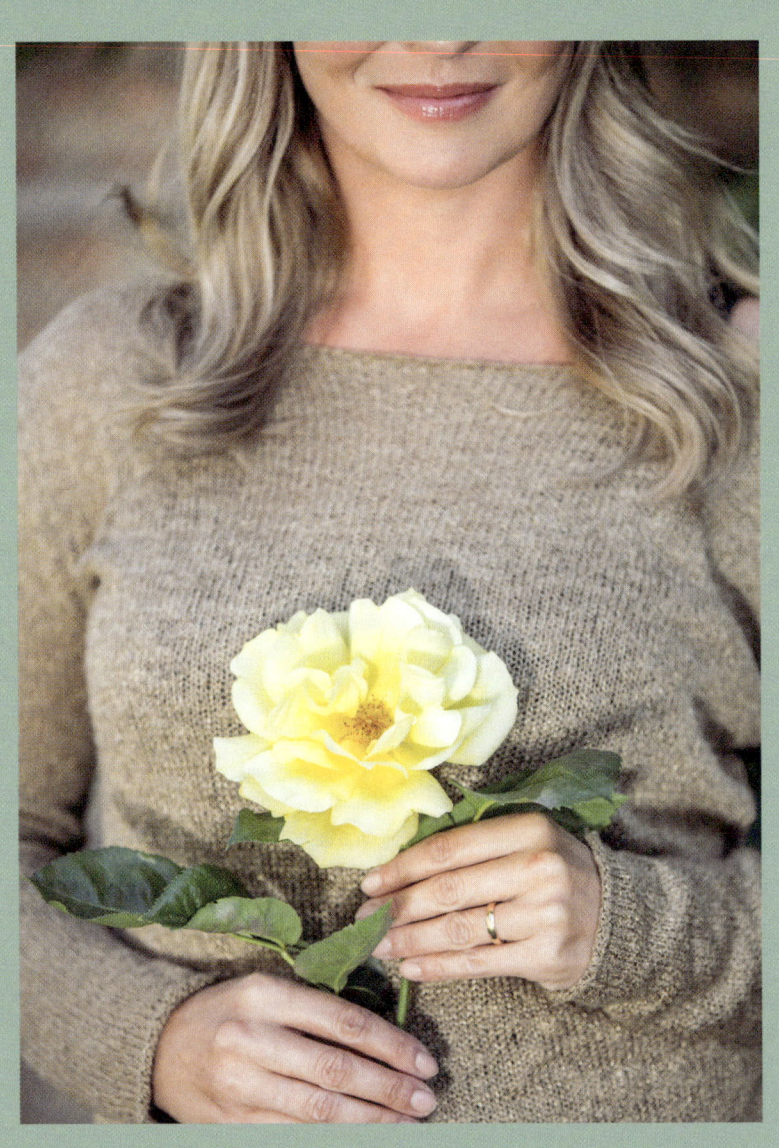

Mein erstes Wort war Blume ...

....

genauer gesagt Bume ... und, ja, meine Mama hat das gut weggesteckt – sie kam ohnehin gleich danach an die Reihe. Außerdem hat sie, gemeinsam mit meinem Vater, wohl entscheidend dazu beigetragen, dass ich mich so früh für alles begeistern konnte, was um mich herum grünte und blühte. Meine pflanzeninteressierten Eltern brachten mir alsbald die Namen der heimischen Gewächse bei und ich war bereits in Kleinkindertagen eine gelehrige Schülerin und konnte die gängigsten Vertreter der heimischen Flora beim Namen nennen.

Als kleine Kräuterhexe haben mich auch die Ergebnisse diverser Pflanzenanwendungen interessiert und so hab' ich alles Mögliche ausprobiert und gekostet – unter anderem gemeinsam mit einer Freundin die verlockenden schwarzen Holunderbeeren. Wir hatten Glück, nicht an etwas Giftigeres geraten zu sein, und so brachte uns dieser Selbstversuch lediglich einen leichten Durchfall ein. Und natürlich eine Schimpftirade zuhause ...

Ein anderes Mal habe ich mir die schönen gefiederten Blätter der Schafgarbe, die ich leicht mit den Fingern zerrieben hatte, auf mein wundes Knie gelegt und war total verblüfft, als das Bluten aufhörte – insgeheim wähnte ich mich bereits als nächste Nobelpreisträgerin. Inzwischen weiß ich, dass diese Wirkung der Schafgarbe schon seit Jahrhunderten bekannt und einer ihrer Zweitnamen Blutstillkraut ist. Selbst als Teenager verbrachte ich viel Zeit in der Natur und unternahm Streifzüge durch Wälder und Wiesen (Diskothekenbesuche etc. standen selbstverständlich auch auf dem Programm!) – und, was soll ich sagen, all das tue ich heute noch mit unveränderter Leidenschaft (gut, die Diskothekenbesuche sind schon s e h r selten geworden).

Während meines Medizinstudiums wuchs, man könnte fast sagen naturgemäß, mein Interesse für naturheilkundliche Verfahren und damit für die guten alten Hausmittel. Allerdings hatte ich ständig das Gefühl, dass auf der Uni zu wenig darüber gelehrt wird. Ausgesprochen viel erfahren konnte und durfte ich hingegen von den Krankenschwestern, denen ich im Laufe meiner praktischen Ausbildung zur Ärztin begegnete – ihren Geschichten habe ich gerne gelauscht, ihre alternativen Tipps richtiggehend aufgesaugt. Nach und nach habe ich viele Schritte in diese für mich so spannende Richtung gemacht und dabei sehr bereichernde Menschen kennen gelernt – Menschen, die ihre Pflanzen- und Medizinpassion mit mir teilen.

Den vorerst (!) letzten Schritt konnte ich vor Kurzem abschließen: meine Ausbildung zur Phytotherapeutin. Im Rahmen einer Fortbildung der österreichischen Phytotherapiegesellschaft habe ich mit Arztkolleginnen und -kollegen die Landschaft unsicher gemacht, bin viele Rezepte und Erkrankungen „durchgegangen", habe Wurzeln, Blätter und Blüten beschnuppert und betatscht und schlussendlich die Abschlussprüfung bestanden. Ich habe jede Minute davon genossen!

BILLIG, NACHHALTIG, IMMER ZUR HAND

Mittlerweile habe ich nicht nur theoretisches Wissen im „Hausmittelwesen" gesammelt, sondern verfüge auch schon über eine recht umfangreiche praktische Erfahrung in diesem Bereich. Obwohl selbst gelernte Schulmedizinerin, probiere ich es in leichten Fällen zuerst lieber mit dem, was meine Küche, mein Garten, meine kleine Naturapotheke hergeben, und das ist eine ganze Menge! Ich versorge meine Lieben mit Topfen- oder Zwiebelwickeln, wenn sie Halsschmerzen haben, braue ihnen Heidelbeertee, wenn sie unter Durchfall leiden, koche ihnen die viel gerühmte Hühnersuppe, wenn sie kränkeln, und konnte damit schon einige positive Erfolge verbuchen.

Topfen, Zwiebeln, Heidelbeeren, Suppe: all das sind Hausmittel, die jeder kennt und die kein Luxus sind – das wollte ich nur so nebenher erwähnt haben!

Es ist schön zu wissen, dass ich die meisten Zutaten für diese sanften Mittel stets zuhause habe, aber eigentlich ist es mehr als das: Der Gedanke, leichte Beschwerden jederzeit lindern zu können und diese erste Hilfe quasi im „Küchenkastl" parat zu haben, schenkt mir innere Ruhe. Kinder beispielsweise werden ja meistens abends krank oder am Wochenende – das ist mein persönlicher Eindruck, aber auch der vieler anderer Eltern, wie mir im Freundes- und Bekanntenkreis immer wieder bestätigt wird.

TRADITION, FÜRSORGE, NESTWÄRME

Freilich baue ich gerne vor – will heißen, dass ich mein imaginäres Kästchen mit Naturheilmitteln immer wieder auffülle, zur richtigen Zeit Kräuter pflücke, schneide und trockne, Tinkturen ansetze, Salben rühre und dergleichen mehr. Ich mache das mit großer Hingabe und freue mich, wenn ich dabei unter anderem auf den Erfahrungsschatz der Hildegard von Bingen, der einen oder anderen Kräuterhexe oder auch meiner Oma zurückgreifen kann. Denn auch das ist Teil der Naturheilkunde: Tradition im besten Sinne, Wissen, das weitergegeben werden soll. Meinen Sprösslingen zu zeigen, wie Mama „Medizin macht", sehe ich als Teil dieser Tradition und als Möglichkeit, die beiden damit vertraut zu machen, dass manche dieser Mittel zudem wichtig für die Gesamtgesundheit sind: Du bist, was du isst! Im Falle des Falles nehmen die lieben Kleinen die Helferchen nach anfänglicher Gegenwehr, wenn schon nicht mit Begeisterung, so doch zumindest ohne allzu großes Theater an: Sie kennen die Zutaten und spüren, dass Mama ihnen damit helfen will.

Für mich ist das Teil jener Fürsorge, die die Anwendung von Hausmitteln so effizient macht. Sorgsam zubereitet und liebevoll verabreicht, können sie in einer Atmosphäre wirken, die uns allen guttut. Diese Nestwärme brauchen kleine wie große Patienten, sie trägt, wie ich meine, ganz wesentlich dazu bei, dass gesund machen kann, was gesund machen soll.

Die Beschäftigung mit unseren pflanzlichen Mitbewohnern und mit ganz normalen Lebensmitteln als Teil einer natürlichen Hausapotheke macht mich glücklich und gleichzeitig auch kreativ. Der Wunsch, dass es Ihnen genauso ergehen möge, hat mich unter anderem dazu bewogen, dieses Buch zu schreiben und Ihnen meine besten Hausmittel vorzustellen: wissenschaftlich durchuntersuchte Rezepte und Pflanzen sowie Altbewährtes aus dem Erfahrungsschatz kräuterkundiger Menschen.

Schön, dass Sie dabei sind –
und gute Besserung für alle, die es brauchen!

Ihre Christine Reiler

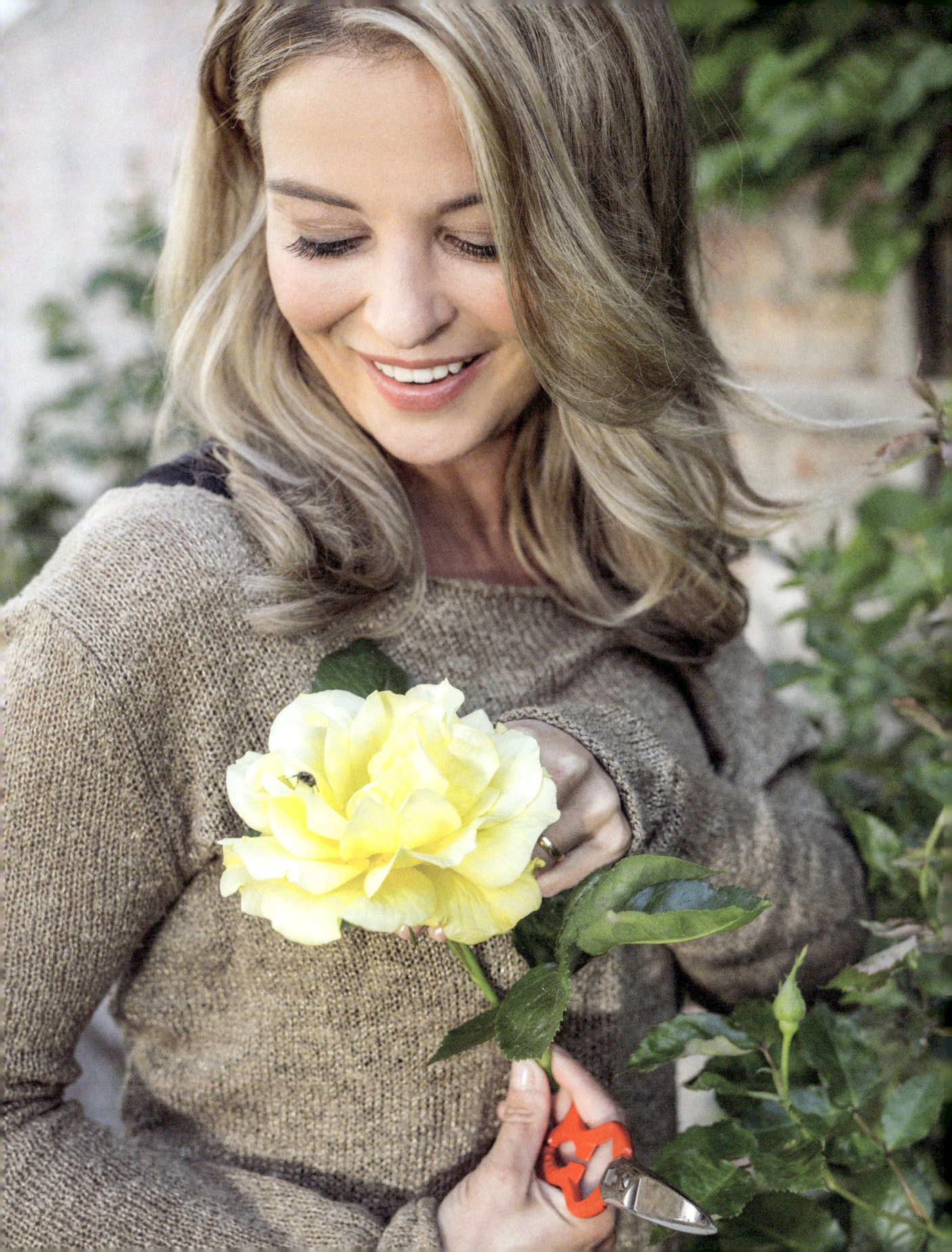

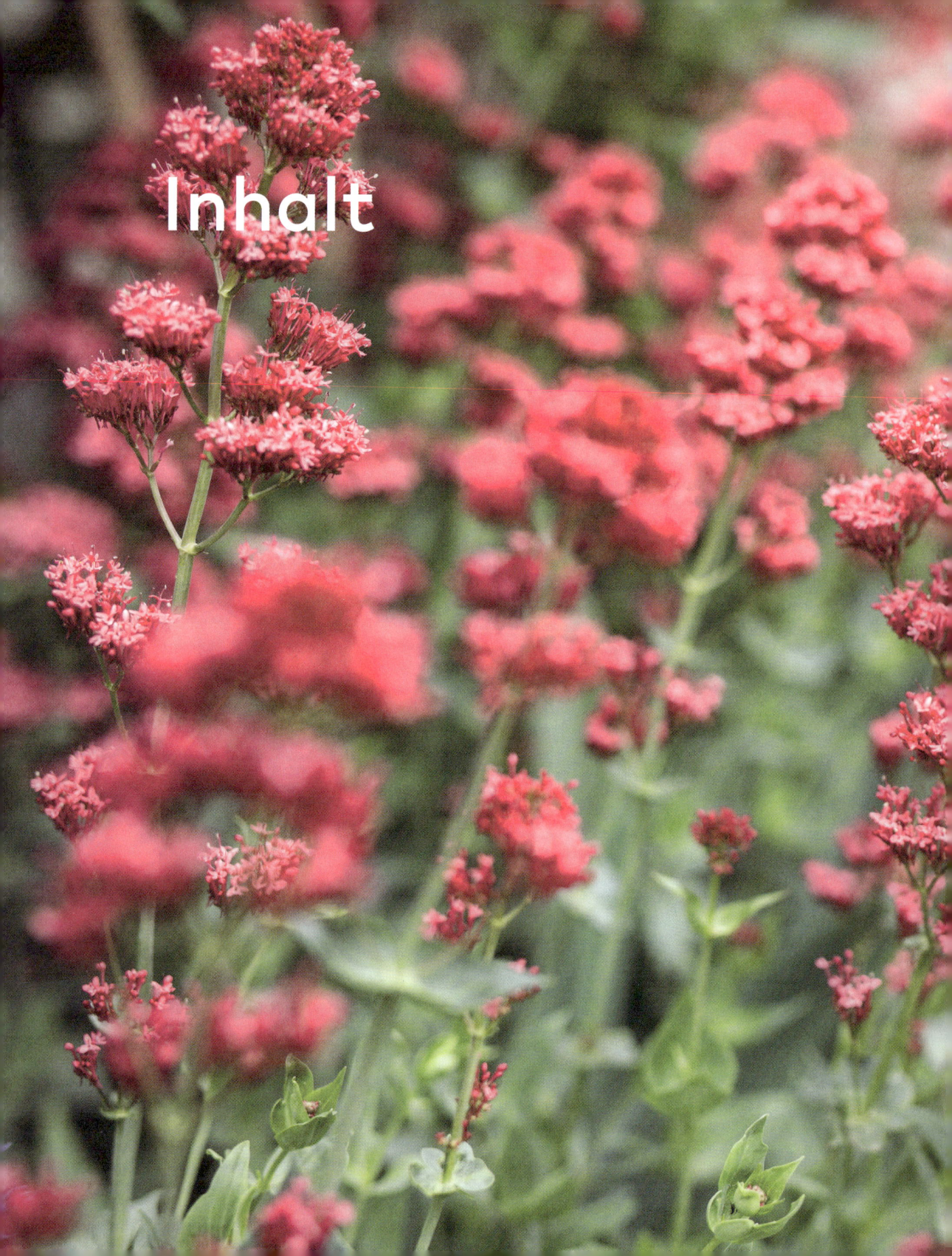

Inhalt

Zu Risiken und Nebenwirkungen fragen Sie ...

....

... Paracelsus. „Alle Ding' sind Gift und nichts ohn' Gift –
allein die Dosis macht, dass ein Ding' kein Gift ist", hat er gesagt.
Das war vor etwa 500 Jahren und gilt heute wie damals.

... Ihr Bauchgefühl. Ein einfacher Schnupfen kann jederzeit
mit Hausmitteln behandelt werden, bei einer „echten" Nasen-
nebenhöhlenentzündung müssen die Leute vom Fach ran,
d. h. Onkel und Tante Doktor.

... Ihre Vorsicht. Wenn Sie unsicher sind und sich keine Besserung
der Beschwerden abzeichnet, ab zum Arzt! Lieber einmal zu viel
als einmal zu wenig. Gerade bei Kindern ist das ein Thema, für sich
selbst weiß man ja meist, wann's an der Zeit ist.

... Ihre Ärztin. Sie oder Ihr Schützling müssen Medikamente
einnehmen? Dann heißt es vorm „Hausmittelkonsum" immer:
mit der Ärztin ihres Vertrauens reden! Für Allergiker, schwangere
und stillende Frauen oder Menschen mit chronischen Erkrankungen gilt das in jedem Fall!

... Ihren Apotheker. Für den Dauereinsatz ist auch das beste Hausmittel nicht gedacht! Der Herr Magister weiß, wie die richtige Dosis
aussieht und wie lange man dazu greifen kann – und er kennt sich
auch aus, wenn Sie ihm z. B. mit dem Wort „Pyrrolizidinalkaloide"
kommen.

... das Internet. Mit Bedacht! Vieles, was in den Untiefen des World
Wide Web herumgeistert, ist schlicht Unsinn. Checken Sie stets die
Quellen und fragen Sie bei Bedarf nach, z. B. bei Ihrem Arzt oder
Ihrer Apothekerin.

... die einschlägige Literatur. Auch für den gedruckten Text gilt –
nicht alles, was da schwarz auf weiß steht, hat einen hundertpro-
zentigen Wahrheitsgehalt, manches ist vielleicht schon überholt,
manches eine persönliche Meinung oder Empfehlung.
Bleiben Sie also kritisch.

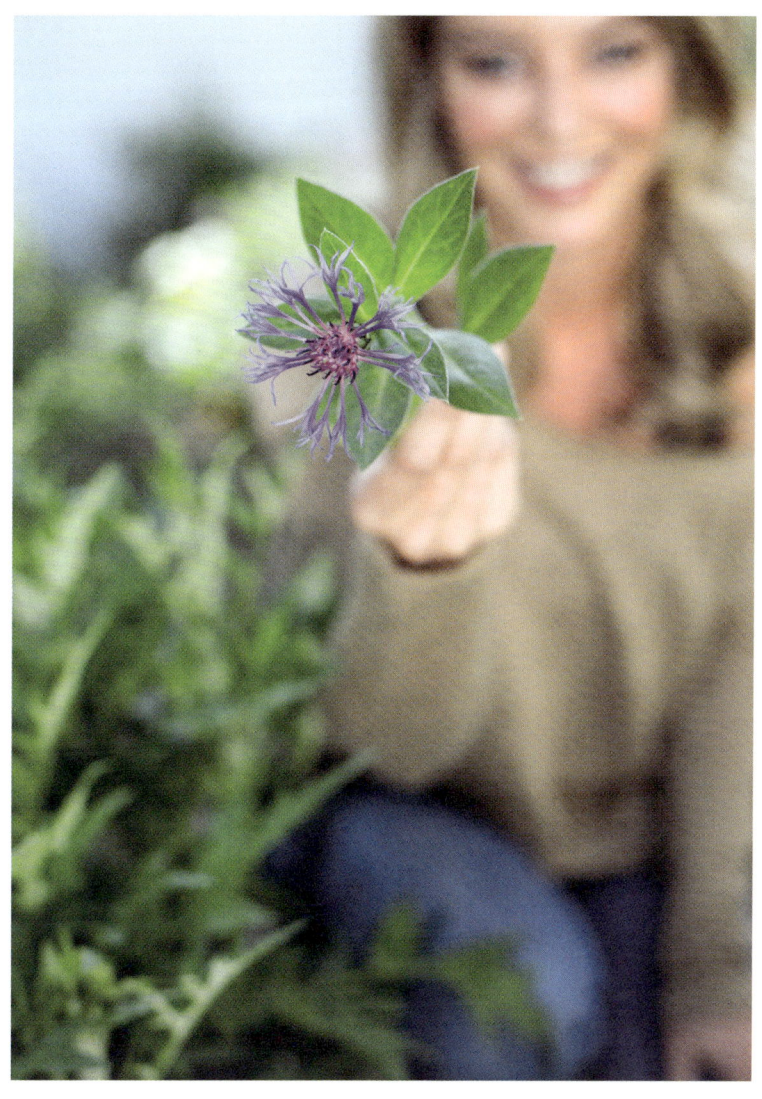

Mein Merksatz für grundsätzlich gesunde Menschen:
Leichte Symptome wie etwa kurzfristige Übelkeit, Halsschmerzen,
Völlegefühl etc. kann man beruhigt mit Mittelchen aus
Omas Schatzkiste behandeln. Symptome, die sehr stark,
sehr schnell oder wiederholt auftreten, müssen begutachtet
werden – und zwar von Fachfrau oder -mann.

Bewegungs-apparat

ARTHROSE

Bei einer Arthrose kommt es zur Degeneration des Knorpelgewebes im Gelenk, was im fortgeschrittenen Stadium dafür sorgt, dass die Knochen direkt aneinanderreiben und sich zum Teil verformen. Weil der Knorpelabbau anfangs häufig symptomlos verläuft, registrieren viele Betroffene das Ausmaß der Erkrankung erst sehr spät – durch eine Einschränkung der Bewegungsfreiheit, durch Schwellungen und Entzündungen, vor allem aber durch Schmerzen.

Die Ursachen der Krankheit liegen in erster Linie in einer altersbedingten Abnützung, was nicht heißt, dass nicht auch junge Menschen unter Arthrosebeschwerden leiden können: Fehl- oder Überbelastungen, z. B. durch Leistungssport, sind mögliche Gründe.

Obwohl eine Arthrose nach heutigem Stand der Medizin nicht heilbar ist, habe ich eine gute Nachricht für Sie: Man kann eine ganze Menge gegen ihre Symptome unternehmen, auch mit Hausmitteln. Pflanzliche Anwendungen haben sich hier bestens bewährt.

CHILIPASTE

Pürieren Sie eine Handvoll Chillies und **streichen Sie die Paste auf das schmerzende Gelenk.** Fixieren Sie die scharfe Sache, wenn notwendig, mit einem Tuch. Nach einer Einwirkzeit von etwa einer Viertel- bis halben Stunde sollte die Chilipaste abgenommen und die betroffene Stelle gut gewaschen werden. Verwenden Sie für die Aktion Handschuhe oder denken Sie zumindest daran: Greifen Sie mit Chilihänden nicht in die Augen oder an eine andere sensible Stelle!

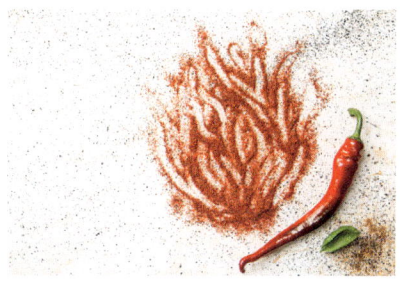

Der Chili

Der Stoff, der uns beim Genuss von Chillies zum Weinen bringt, nennt sich Capsaicin. Dieses ruft auf der einen Seite einen Schmerzreiz hervor – Schärfe ist nicht, wie oft angenommen, ein Geschmack –, wirkt auf der anderen Seite jedoch schmerzstillend. Chilischoten werden deshalb auch in der Medizin immer öfter eingesetzt. Bei der äußeren Anwendung kommt es nebenbei zu einer örtlichen Rötung, denn die Haut wird vermehrt durchblutet. Sollte die Reizung zu stark sein, hilft das Einreiben mit Fett oder Alkohol.

SCHARF, SCHÄRFER, AM SCHÄRFSTEN

Gemessen wird der Schärfegrad von Chillies in Scoville-Einheiten. 16 Millionen Scoville gelten als der höchste erreichbare Wert für reine Capsaicin-Kristalle, ungeübte Europäer finden aber alles über 1.000 Scoville, vorsichtig gesagt, eher „unbekömmlich".

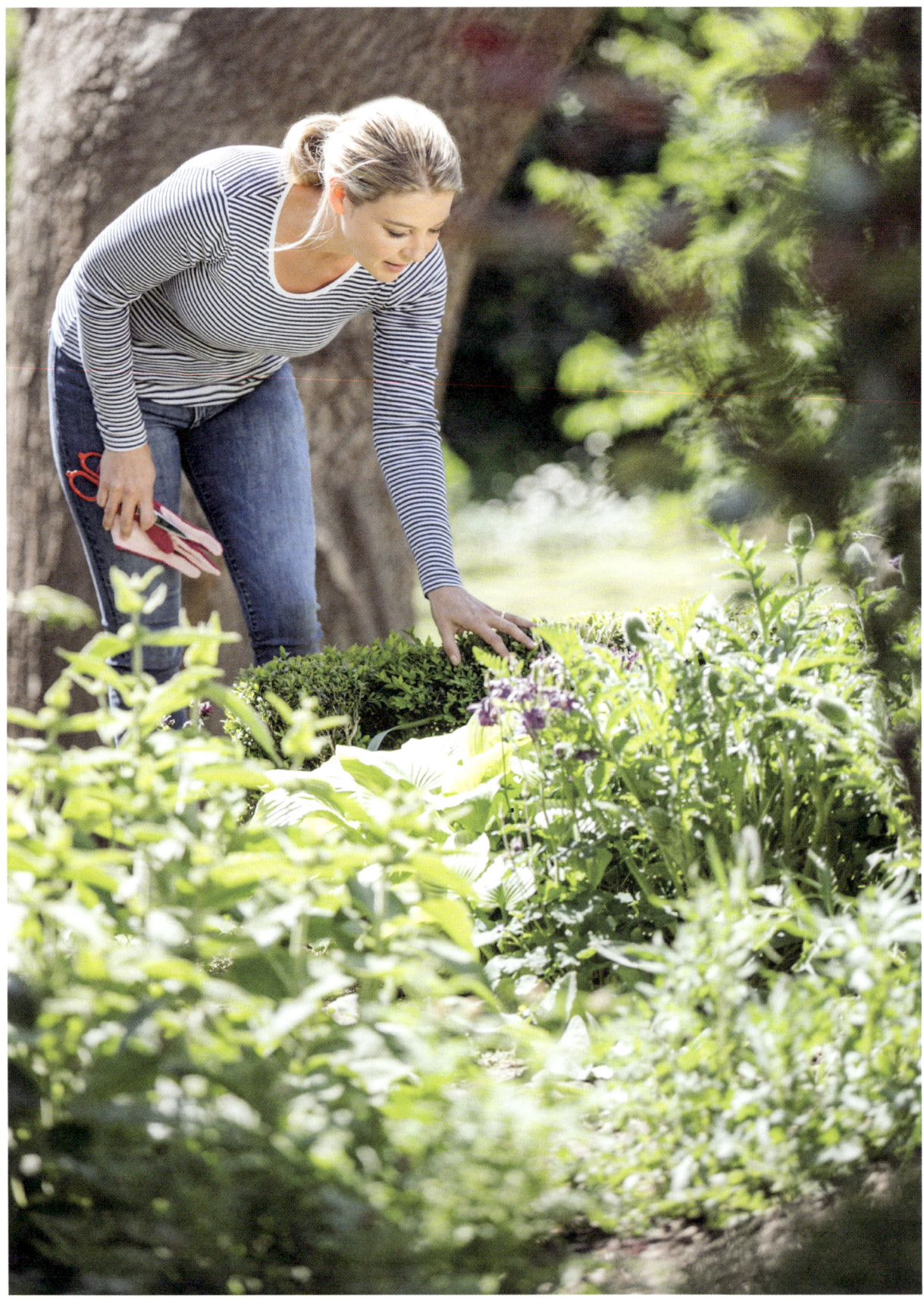

BRENNNESSELTEE

2 TL des Krautes mit 200 ml kochendem Wasser übergießen, nach knapp 15 Minuten abseihen.

Für eine kurmäßige Anwendung von bis zu vier Wochen sollte man **täglich drei Tassen Brennnesseltee trinken.**

RINGELBLUMENSALBE

Auch eine Therapie mit der schönen orangen Blume ist einen Versuch wert. **Das wiederholte Eincremen** mit Ringelblumensalbe (siehe Seite 63) wirkt entzündungshemmend und abschwellend und kann im Anfangsstadium einer Arthrose gut helfen oder – selbst später – dafür sorgen, dass weniger Medikamente eingenommen werden müssen und damit weniger Nebenwirkungen auftreten.

ROSSKASTANIENBAD

Ein bisschen Arbeit macht's schon, aber ohne Fleiß kein Preis: 1 kg reife Rosskastanien schälen und in kleine Stücke schneiden, über Nacht in Wasser einweichen. Am nächsten Tag Wasser mit den Kastanien zum Kochen bringen, Topf vom Herd nehmen und Kastanien zehn Minuten ziehen lassen, Flüssigkeit durch ein Sieb **ins Vollbad gießen und sich selbst für etwa 20 Minuten dazugesellen.**

Die Rosskastanienkur wirkt gegen Entzündungen, ist krampflösend und sollte einmal pro Woche angewandt werden.

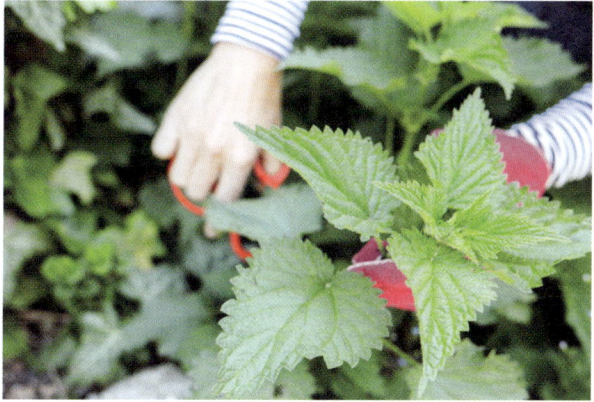

Die Brennnessel

Wer hat als Kind nicht in die brennenden Nesseln gegriffen oder ist mit kurzen Hosen mittendurch gewandert? Aua, das merkt man sich! Einer meiner Brüder lernte die Pflanze und ihre Eigenschaften ziemlich intensiv kennen, als er wieder einmal frech war … ein kleiner Schubser – und schon war das hierarchische Verhältnis wieder zu meinen Gunsten hergestellt. Der erste Eindruck, den die Pflanze im Leben der meisten Menschen hinterlässt, ist also nicht unbedingt ein positiver und bei gar nicht so wenigen wird dieser Eindruck auch nie wieder korrigiert: Eine Heerschar an Gartenbesitzern will nichts anderes als der Brennnessel an den Kragen. Viele Kräuterkundige hingegen schätzen sie als Naturheilmittel mit großem Potenzial – auch ich bin ein echter Fan. Die Wirksamkeit der Pflanze ist in einigen Bereichen, wie etwa bei Arthrose, mittlerweile nachgewiesen: Die Inhaltsstoffe ihrer Blätter hemmen die Produktion der Entzündungsstoffe in den Gelenkkapseln, reduzieren die Schmerzen und verbessern die Beweglichkeit der Gelenke. Wenn Sie also einen Garten Ihr Eigen nennen, lassen Sie der Brennnessel zumindest ein kleines Eckchen zum Gedeihen und nutzen Sie ihre Kräfte.

KOHLWICKEL

Darf ich vorstellen: der Kohlwickel, ein absoluter Klassiker unter den Hausmitteln, angewandt hauptsächlich bei Kniearthrose – was nicht heißt, dass er nur dort seine Wirkung tut. Lösen Sie drei bis vier der äußeren Blätter eines Kohl- oder Krautkopfes, schneiden Sie die harten Mittelrippen heraus und legen Sie die Blätter auf eine nicht saugende Unterlage. Rollen Sie mit einer Flasche ein paar Mal kräftig darüber, auf jeden Fall so lange, bis Flüssigkeit austritt. **Legen Sie die saftigen Blätter auf die betroffene Körperstelle,** decken Sie sie mit einem Tuch ab und binden Sie den Wickel mit einem weiteren Tuch fest. Die Einwirkzeit soll mindestens zwei Stunden betragen, kann sich jedoch auch auf bis zu zwölf Stunden ausweiten, d. h. man kann mit dem Wickel ganz gut übernachten – vorzugsweise dann, wenn der Partner oder die Partnerin mal außer Haus weilt.

Cooler Tipp: Wenn Sie den Kohlkopf direkt aus dem Kühlschrank verarbeiten, dann sind die Blätter auch noch angenehm kühlend!

Der Kohl

Im Kohlgemüse findet sich eine Reihe von Wirkstoffen, die selbst über die Haut Gutes tun, etwa die für uns hier wichtigen Flavonoide oder Senfölglykoside – sie sind vermutlich dafür verantwortlich, dass ein Kohlwickel bei Arthroseschmerzen hilft. Der genaue Mechanismus ist derzeit leider noch nicht bekannt, aber wie heißt's so schön: Hauptsache, es wirkt. Und das tut's!

EIN PONGAUER TIPP FÜR MÜTTER

Ich habe meine beiden Kinder im schönen Pongau zur Welt gebracht und nicht schlecht gestaunt, als mir die Schwestern im Krankenhaus kurz nach dem Milcheinschuss Kohlblätter brachten. Genau die oben erwähnten Kohlwickel werden dort verwendet, um pralle Stillbrüste zu beruhigen. Und aus eigener Erfahrung kann ich nur sagen: mit Erfolg. Geruchstechnisch ist das Ganze vielleicht etwas gewöhnungsbedürftig, aber den Kindern war es egal und ich war dankbar für jede Möglichkeit der Schmerzlinderung.

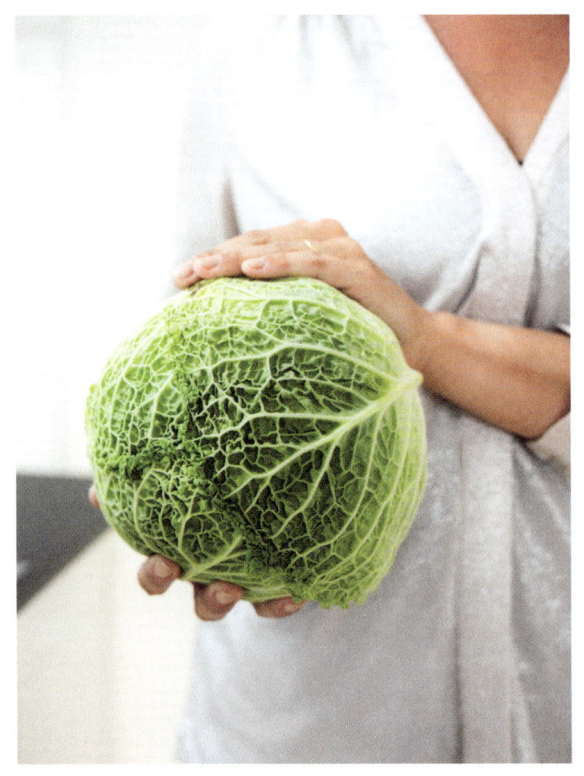

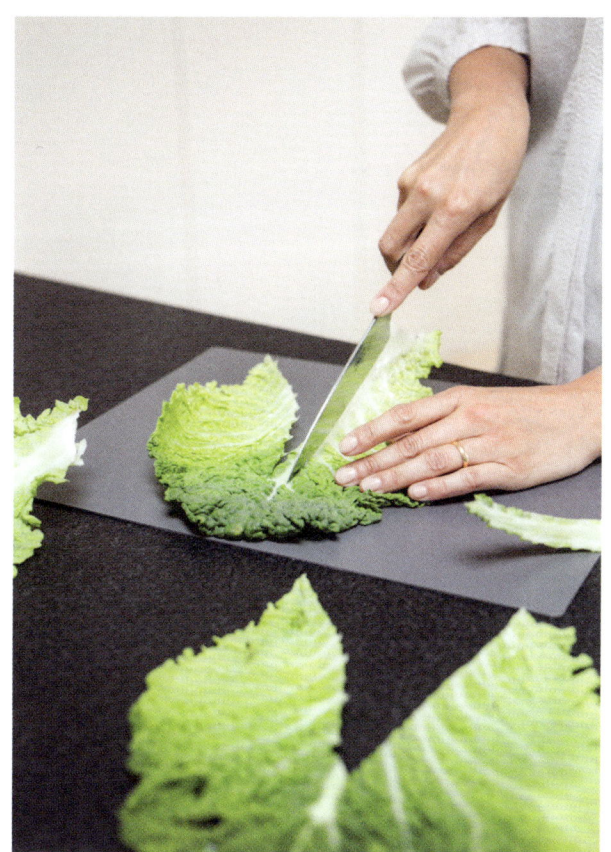
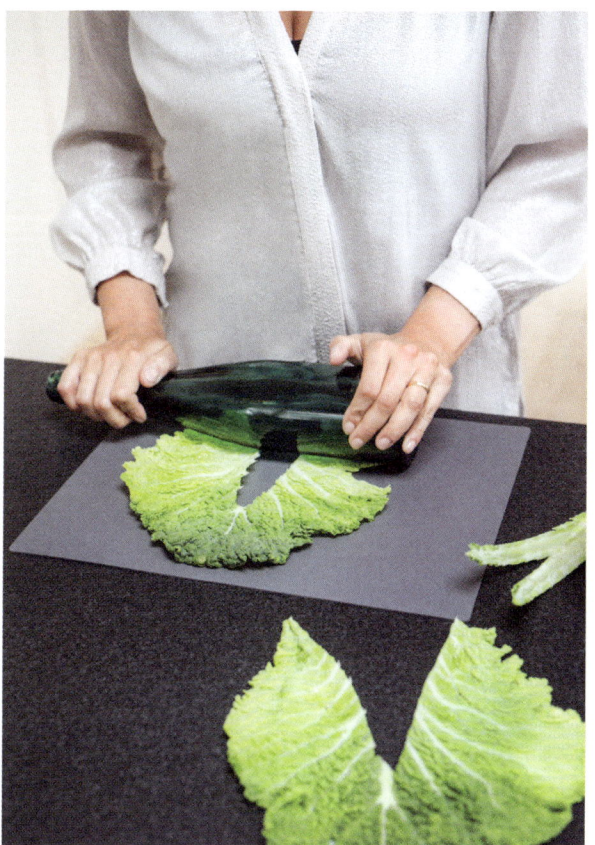

„Ach ja, verwenden Sie bei der Zubereitung
kein Holzbrett und keinen Nudelwalker,
der Kohlsaft kann sich dort richtig festfressen
und Ihre nächsten Kekse haben dann womöglich
einen etwas befremdlichen Beigeschmack.“

EXKURS
WICKEL UND AUFLAGEN

Beide Helden der Überschrift gehören zur selben Hausmittel-Familie, nämlich zu den „Durch-die-Haut-Wirkenden". Während man den Wickel um einen ganzen Körperteil oder sogar um den ganzen Körper wickelt, wird die Auflage auf eine bestimmte Körperregion aufgelegt: Wadenwickel etwa führen rund um den Unterschenkel, eine Zwiebelauflage gegen Ohrenschmerzen liegt auf den Lauschern.

Üblicherweise setzt man mit Wickel und Auflage auf zwei unterschiedliche Kräfte:
- auf die Wirksamkeit des Verpackten, z. B. der Kräuter, Zwiebeln usw.
- auf die Temperatur

Kalte Wickel und Auflagen werden meist **bei akuten Beschwerden** wie z. B. bei Sportverletzungen, Sonnenbrand oder Entzündungen angewandt, aber auch bei Fieber. Achtung: Kalt heißt hier nicht immer eiskalt, in vielen Fällen bedeutet es einfach kühl oder kühler als die Körpertemperatur! Durch die Körperwärme verdunstet die Feuchtigkeit und bleiben die kalten Wickel länger am Körper, wärmen sie sogar.
Warme Wickel und Auflagen werden hingegen hauptsächlich **bei chronischen Beschwerden** eingesetzt, da sie die Durchblutung anregen, z. B. bei Gelenks- oder Rückenschmerzen. Auch warm ist relativ, wirklich heiß darf's jedoch NIE werden!

Generell aber gilt: **So wie man es am liebsten mag, ist es richtig.** Empfinden Sie kalte Wickel als angenehm? Dann probieren Sie es bitte mit Coolness! Präferieren Sie warme Auflagen? Dann bitte frei nach dem Motto „Some like it hot"!

STOFF UND STOFFE – WAS MAN ZUM WICKELN UND AUFLEGEN BRAUCHT

- Ein wirksames Heilmittel: Die Palette reicht von Topfen über Kren, Apfelessig usw. bis zum schlichten Wasser
- Tücher aus atmungsaktiven Naturmaterialien wie Leinen oder Baumwolle, Gaze, ein Handtuch …

Bei der Auswahl kommt es natürlich darauf an, welche Art von Wickel oder Auflage Sie planen. Und nicht immer muss es das dreiteilige Gesamtpaket wie unten sein, manchmal reichen zwei Tücher, manchmal dürfen es auch vier sein – je nach eigenem Gutdünken und Wickelart.

FÜR WUNDSCHUTZ & CO

Eine Kompresse ist eine um einiges schlankere Verwandte einer Auflage. In erster Linie dient sie als Wundschutz, wobei sie meist mit einem Verband fixiert wird, zudem eignet sie sich als Abdeckung nach dem Auftragen einer Salbe.

Eine Sonderform stellen Kalt- oder Warmkompressen dar. Wir kennen sie z. B. als praktische Gelbeutel, die im Kühlschrank oder Wasserbad auf die entsprechende Temperatur gebracht werden. Als Kaltauflage helfen sie etwa bei Entzündungen und Sportverletzungen, als warmes Pendant bei Rückenschmerzen & Co.

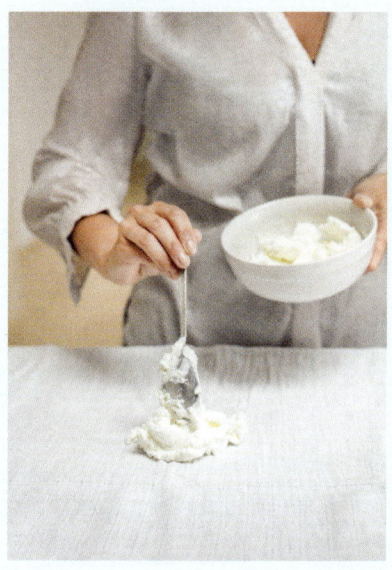
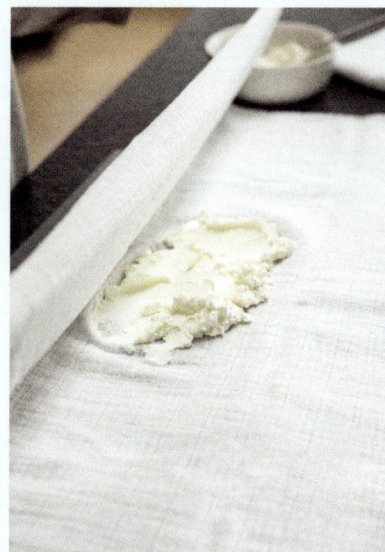
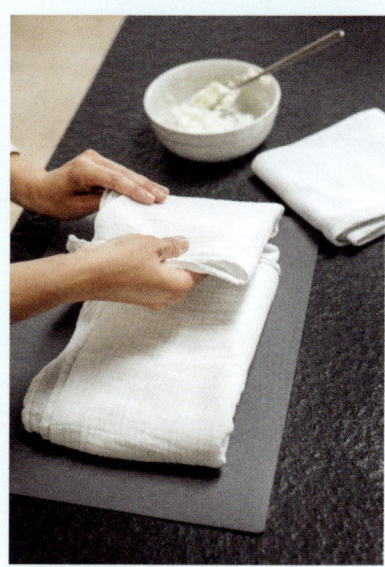

UND SO GEHT'S: ES WIRD GEWICKELT ODER GELEGT!

– Beträufeln Sie das **Innentuch** gut mit Flüssigkeit (Tinktur, Tee, Wasser etc.) und wringen Sie es dann, wenn notwendig, leicht aus oder bestreichen bzw. belegen Sie das Innentuch mit dem Wirkstoff (Topfen, Zwiebelstücken etc.) und falten Sie es dann so zusammen, dass der Inhalt gut, aber nur leicht bedeckt ist. Bei einem Kohlwickel ist quasi das Kohlblatt auch schon das Innentuch!

– Legen Sie das Innentuch direkt auf die betroffene Körperstelle – prüfen Sie vorher IMMER, ob die Temperatur angenehm ist! – und decken Sie es mit einem **Zwischentuch** ab. Achten Sie darauf, dass sich zwischen Heilmittel und Haut nur ein bis zwei Stoffschichten befinden, damit das Mittel auch wirklich seine volle Kraft einsetzen kann.

– Binden Sie bei Bedarf ein Außentuch so um, dass es locker sitzt, Wickel oder Auflage aber dennoch gut fixiert sind.

WAS IST ZU BEACHTEN?

Die ersten beiden Punkte sind besonders wichtig, wenn Ihr Schützling während der Behandlung liegen bleiben muss.

– Muss die Patientin/der Patient auf die Toilette? Nicht, dass da ein Unglück geschieht, ein Wickel kann ja auch einmal etwas länger dauern.

– Sind Tee/Wasser etc. griffbereit?

– Wird der Wickel als angenehm empfunden oder ist er zu kalt, zu heiß, zu eng oder zu locker, wie reagiert die Haut?

– Während der Einwirkzeit: Fühlt sich die Situation noch gut an? Wenn nicht: Beenden Sie sie!

– Lässt die wärmende oder kühlende Wirkung nach? Dann weg mit Wickel oder Auflage!

– Ist eine Wiederholung angesagt? Oder sogar mehrere? Akute Kälteanwendungen können z. B. öfter durchgeführt werden.

MAMA, WAS PASSIERT DENN DA?

Kinder haben ja oft die Tendenz, auf Hausmittel erst einmal zu pfeifen. Zumindest meine – da heißt es mit Nachdruck „Nein!", wenn ich mit all den gut gemeinten Maßnahmen loslegen will. Ich versuche dann zu erklären, warum ein Wickel oder was auch immer helfen kann und wie die ganze Prozedur Schritt für Schritt ablaufen wird. Wenn das alles nichts hilft, besteche ich die beiden schon mal mit zehn Minuten Fernsehen, da halten sie schön still, oder mit einem Gummibärchen. Erziehungstechnisch ist das vielleicht fragwürdig, aber besondere Situationen erfordern eben besondere Maßnahmen.

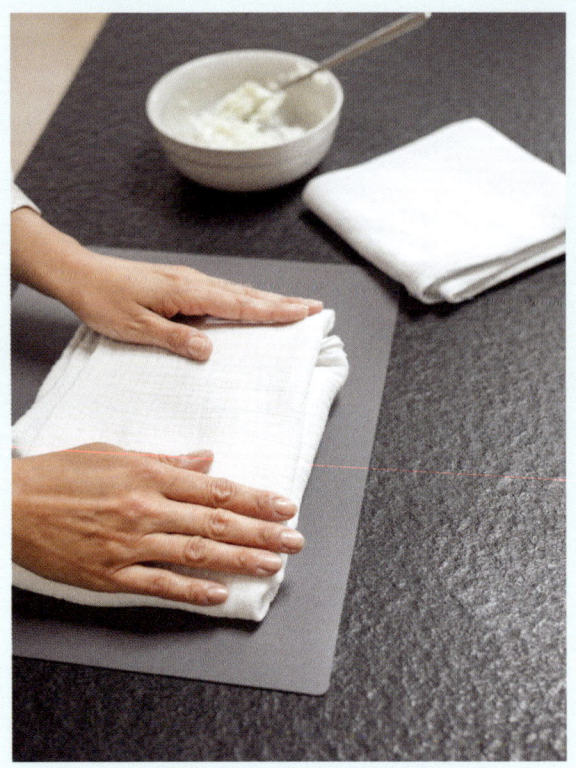

HILFE AUS DEM SUPERMARKT

Topfenwickel sind ein gutes Beispiel dafür, dass sich Helferlein für unser Wohlbefinden auch in den (Kühl-)Regalen von Supermärkten finden. Und das heißt zweierlei: Sie sind leicht verfügbar – und sie sind günstig (nicht nur für die Gesundheit, sondern auch für die Brieftasche).

MUSKELKATER

Warum es zu einem Muskelkater kommt, darüber streiten die Wissenschaftler immer noch. Übertreibe man es mit dem sportlichen Einsatz, komme es – als Schutzmechanismus des Körpers – zu einer übersäuerten Muskulatur, die zu einer Ruhepause zwinge, sagen die einen. Gegen die Theorie spricht allerdings, dass Milchsäure (Laktat) schon bald nach der Bewegung völlig abgebaut ist, der Muskelkater jedoch oft erst Stunden später spürbar wird und sehr viel länger anhält – genauer gesagt etwa drei bis fünf Tage. Die anderen behaupten, Ursache eines Muskelkaters seien mikrofeine Risse in der Zellstruktur der Muskelzellen. Dabei würden Bruchstücke freigesetzt, die winzige Entzündungen und damit die typischen Muskelschmerzen hervorriefen.

Wie dem auch sei: Ist der Muskelkater nach ein paar Tagen nicht verschwunden, sollte man abklären lassen, ob nicht doch eine Zerrung oder ein Muskelfaserriss mitspielen.

GEDULD UND VERZICHT

So weit, so gut … aber was hilft jetzt wirklich gegen die lästigen Schmerzen? Prinzipiell gilt: Geduldig warten und bis zur Ausheilung tunlichst auf **jene Bewegungen verzichten, die einem den Muskelkater beschert haben.**

WÄRME

Durch Wärme kann man den natürlichen Heilungsprozess allerdings unterstützen. **Ein Besuch in der Sauna oder heiße Bäder** verschaffen Linderung. Bewährt hat sich auch die angenehme Wärme eines Kirschkernsackerls. Sollten Sie noch keines haben, schaffen Sie sich eines an – ich finde, es gehört in jede Hausapotheke. Im Backofen lässt es sich bei rund 150 Grad gut aufwärmen, achten Sie aber stets darauf, dass es nicht zu heiß wird, zehn bis 15 Minuten Aufwärmzeit sind genug. Alternativ tut es auch die Mikrowelle, ein bis zwei Minuten bei 600 Watt reichen. Achtung: Kirschkerne können durch zu langes Erhitzen in Brand geraten!

Für innere Wärme kann Schwimmen sorgen, es fördert die Durchblutung und unterstützt so die Regeneration.

SAUERKIRSCHSAFT

Amerikanische Wissenschaftler haben herausgefunden, dass Sauerkirschen entzündungshemmend und schmerzlindernd wirken. **Zweimal täglich getrunken,** soll Kirschsaft auch unsere Muskeln schneller wieder schmerzfrei machen.

„Ich liebe warme Kirschkernsackerl – auch weil sie so wunderbar duften.“

RHEUMA

Auch wenn der Begriff mehr als hundert verschiedene Erkrankungen umfasst – wer Rheuma sagt, meint meist die rheumatoide Arthritis (auch ich hier!), eine entzündliche Erkrankung der Gelenke mit chronisch fortschreitendem Verlauf. Davon können grundsätzlich alle Gelenke betroffen sein, sehr oft sind es Finger- und Fußgelenke. Entzündliche Rheuma-Erkrankungen können im späteren Stadium zu irreparablen Gelenkschäden und zu starken Schmerzen führen. Eine ärztliche Versorgung ist hier unumgänglich, durch unterschiedliche Behandlungsmethoden sollen vor allem die Gelenkszerstörung abgebremst oder gestoppt und natürlich der Schmerz gelindert werden. Hausmittel können eine gute Unterstützung dabei sein.

SELLERIESAFT

Waschen Sie frischen Staudensellerie unter fließendem Wasser. Schneiden Sie die Stangen in kleine Stücke und pressen Sie den Saft aus, am besten mit einer Saftpresse. Um vom therapeutischen Nutzen des Selleries profitieren zu können, genügt es, **dreimal täglich etwa 100 ml zu sich zu nehmen.** Sie sollten diese Kur drei- bis viermal pro Jahr jeweils eine Woche lang durchführen. Wichtig ist, dass der Saft täglich frisch zubereitet wird.

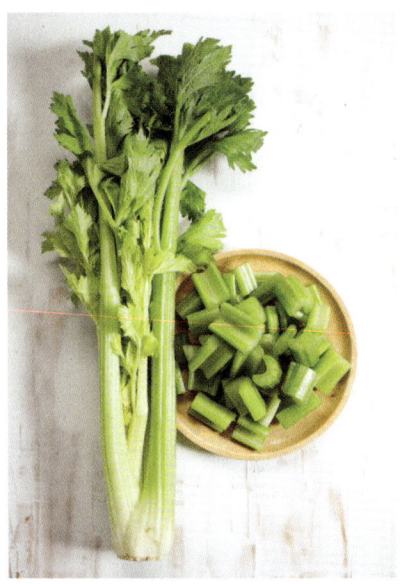

Der Sellerie

Geruch und Geschmack des Selleries mag nicht jeder. Doch dieser kann einiges für die Gesundheit tun. Das frische Gemüse enthält viel Kalium, was für einen der wichtigsten medizinischen Effekte der Pflanze verantwortlich zeichnet, nämlich für die harntreibende Wirkung. Gerade bei Rheuma ist eine gründliche Entwässerung außerordentlich wichtig, damit die entsprechenden Schlacken besser ausgeschieden werden können.

ERST ARZNEI, DANN GEMÜSE

Im Alten Ägypten wurde der Wildsellerie bereits 1200 v. Chr. als Arznei und Heilpflanze genutzt. Erst viele Jahre später kam es zur heute üblichen Verwendung als Gemüse.

KÜHLE TOPFENAUFLAGE

Bei einem Rheumaschub, der bereits mit Entzündungen einhergeht, kann eine kühle Topfenauflage helfen. Streichen Sie eine etwa fingerdicke Schicht Topfen auf ein Baumwolltuch und schlagen Sie dieses auf allen Seiten ein. **Legen Sie es dann so auf die schmerzenden Körperstellen,** dass sich nur eine dünne Stoffschicht zwischen Topfen und Haut befindet. Binden Sie, wenn Sie mögen, ein Tuch zur Fixierung um.

BIRKENBLÄTTERTEE

1–2 EL geschnittene Birkenblätter mit 200 ml kochendem Wasser übergießen. Zehn Minuten ziehen lassen, abseihen.
Mehrmals täglich eine Tasse des warmen Tees trinken.

BRENNNESSELSCHLÄGE

Das – nicht allzu starke – Schlagen mit der Pflanze soll ein angenehmes Wärmegefühl auslösen … nach dem Schmerz wohlgemerkt. Wenn Sie diese Radikalkur probieren wollen (wobei ich finde, so radikal ist sie gar nicht), dann **bearbeiten Sie die schmerzenden Körperstellen** an drei Tagen hintereinander mit einem frischen Brennnesselbüschel, einmal täglich reicht. Waschen Sie die Stellen während dieser Zeit nicht, denn das kann zu Juckreiz führen. Nach drei Tagen Pause können Sie wieder loslegen und einen neuen Durchgang starten.

Topfen (Quark)

Die im Topfen enthaltene Milchsäure reizt durch den direkten Kontakt mit der Haut das Gewebe und öffnet so die Poren. Die Durchblutung wird angeregt, Entzündungsstoffe verschwinden. Im Allgemeinen sind Topfenwickel oder -auflagen, ob warm oder kalt, sehr gut verträglich, selbst bei sensibler Haut kommt es praktisch nie zu unangenehmen Nebenwirkungen. Magertopfen eignet sich am besten, er ist fester und nässt deswegen weniger. In letzter Zeit wird auch in Krankenhäusern wieder verstärkt mit dem heilsamen Milchprodukt gewickelt.

Birkenblätter

Die Blätter der Birke haben eine durchspülende Wirkung und bringen den Stoffwechsel in Schwung – und das lindert alle Erkrankungen, die mit Stoffwechselablagerungen einhergehen. Bei schmerzhaften Ablagerungen in den Gelenken, wie z. B. bei Rheuma, sind sie einen Versuch wert. Also, falls Sie diese Therapie ausprobieren wollen und es nicht gerade Spätherbst oder Winter ist: Warum nicht beim nächsten Spaziergang Birkenblätter sammeln?

DIE BRENNNESSEL-PEITSCHE

Der lateinische Name der Brennnessel heißt Urtica dioica (Große Brennnessel) bzw. Urtica urens (Kleine Brennnessel). Davon abgeleitet wurde der Name jener Behandlung, die seinerzeit recht verbreitet war: der Urtikation. Dabei wurden etwa gelähmte oder rheumatische Gliedmaßen richtiggehend ausgepeitscht. Heute besinnt man sich dieser Technik langsam wieder, geht aber – zumindest ein kleines bisschen – weniger brutal vor.

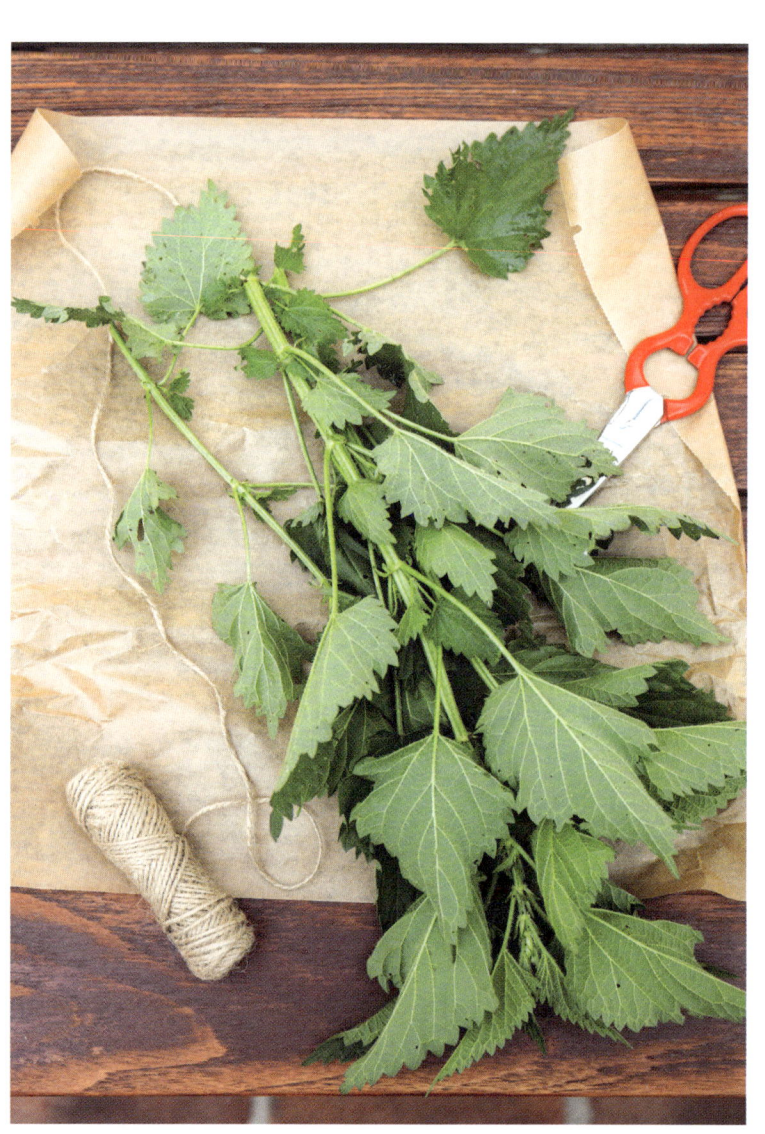

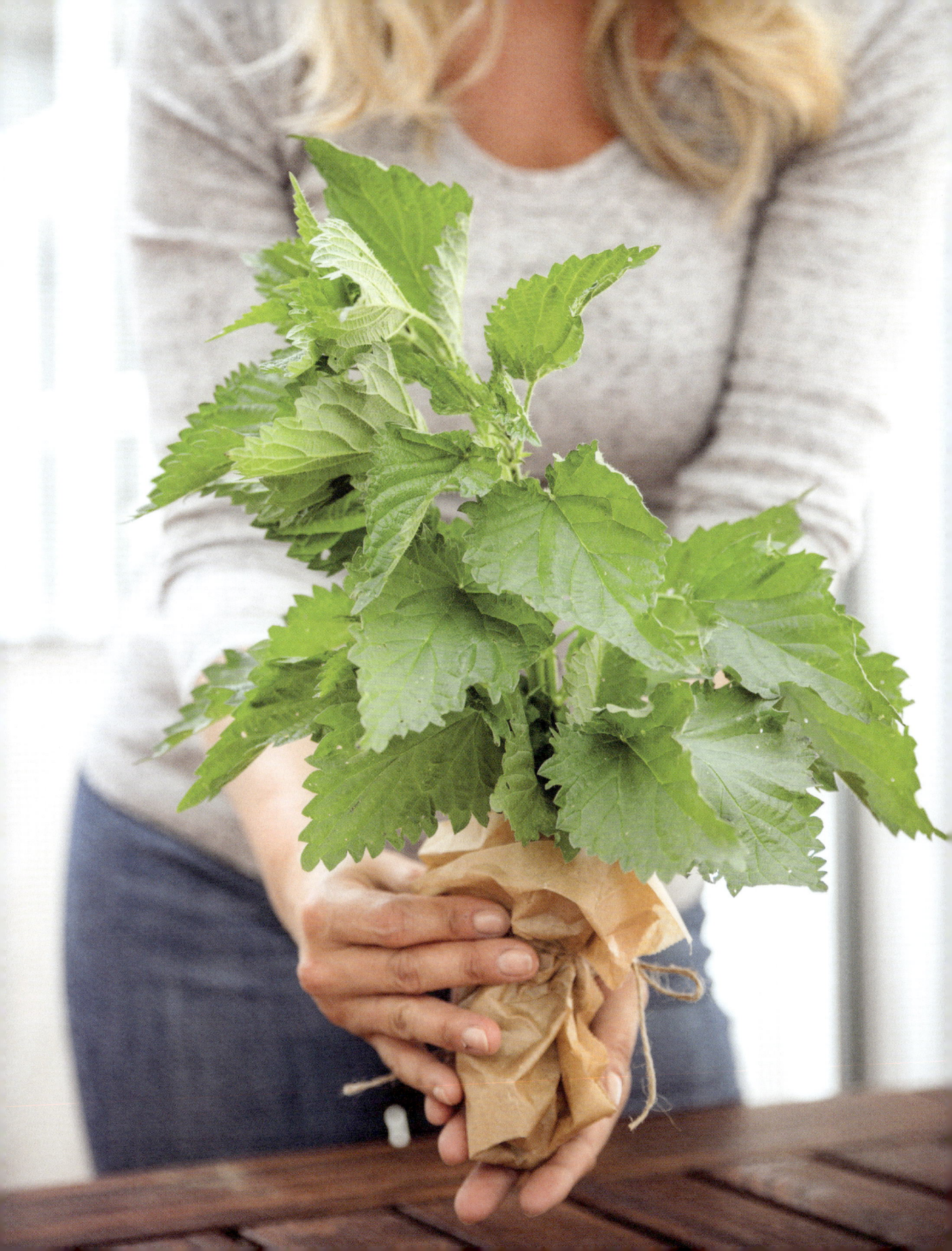

„Ein Heublumenbad fühlt sich an wie ein Kurzurlaub auf der Alm und erinnert mich an jene Zeit, als wir Kinder auf dem Heuboden übernachten durften."

Heublumen

Die Blumen aus dem Heu sind das, was nach dem Sieben „auf der anderen Seite" der groben Stängelteile übrig bleibt: ein Gemisch aus Süßgräserblüten, Samen sowie kleineren Blatt- und Stängelstücken. Je nach Erntestandort enthalten Heublumen unterschiedliche Zusammensetzungen von sekundären Pflanzenstoffen wie Cumaringlykosiden und Furanocumarinen, die für den intensiven Duft verantwortlich sind. Das Zusammenspiel der Inhaltsstoffe, zu denen auch ätherische Öle und Gerbstoffe zählen, wirkt entzündungshemmend, lokal wärmend und schmerzlindernd.

HEUBLUMENBAD

Eine Wärmebehandlung kann zu Beginn eines rheumatischen Schubes die Beschwerden mildern, da zu diesem Zeitpunkt meist noch keine Entzündungen vorhanden sind. Überbrühen Sie eine Handvoll Heublumen mit 2–3 l kochendem Wasser und lassen Sie das Ganze 20 Minuten ziehen. **Baden Sie nach dem Abseihen die schmerzenden Hände oder Füße im Duftwasser** bzw. gießen Sie es als Zugabe ins Badewasser.

HEUBLUMENRUHE

Ich nenne es die „himmlische Heublumenruhe": Füllen Sie Heublumen in ein Stoffsackerl und erwärmen Sie das Paket im Backofen quasi unter ständiger Aufsicht auf etwa 42 Grad. Legen Sie sich hin und das warme Heilmittel auf die schmerzenden Stellen, decken Sie sich, aber vor allem das Heublumenpaket gut zu. **Entspannen Sie nun beim Duft von frisch gemähten Wiesen** (oder können Sie an etwas anderes denken?) etwa 40 bis 50 Minuten – wenn Sie Zeit haben ein- bis zweimal täglich.

SENFSAMENBREIUMSCHLAG

Verrühren Sie 3–4 EL zerkleinerte Senfsamen – gibt es als Senfmehl zu kaufen – direkt vor der Anwendung mit warmem Wasser. Streichen Sie den Brei auf ein Baumwolltuch und schlagen Sie dieses ein. **Legen Sie das Tuch für zehn bis 15 Minuten** auf die betroffenen Körperstellen. Mit einem weiteren Tuch lässt sich das Ganze fixieren. Maximal dreimal täglich anwenden, alternierend mit der „himmlischen Heublumenruhe" ist es z. B. eine Supersache.

RÜCKENSCHMERZEN

Wir haben sie hauptsächlich unserem zivilisierten Lebensstil zu verdanken und für die meisten Menschen gehören sie ab einem gewissen, nicht sonderlich hohen (!) Alter einfach zum Leben: die – fast hätte ich gesagt „guten alten" – Rückenschmerzen. Als Volkskrankheit Nummer eins, zumindest in unseren Breiten, haben sie viele mögliche Ursachen und ich will Ihnen in dieser Sache nur eines ans Herz legen: Gehen Sie diesen Gründen nach – und zwar ehestmöglich! Rückenleiden werden nämlich lange Zeit nicht gerne registriert, Arzt- oder Therapeutenbesuche auf die lange Bank geschoben, bis im wahrsten Sinne des Wortes nichts mehr geht, sprich bis man sich nicht mehr vom Fleck rühren kann. Von der Hausmittelfront kann ich Ihnen zu einem ausgezeichneten pflanzlichen Schmerzmittel raten, aber wie Schmerzmittel so sind, bekämpfen sie nur die Symptome – doch gut, dass wir sie haben! Wie gesagt, betreiben Sie Ursachenforschung ...

WEIDENRINDENTINKTUR

Füllen Sie ein Schraubglas zu zwei Dritteln mit zerkleinerten Rindenstücken und gießen Sie mindestens 40-prozentigen Alkohol, z. B. Wodka oder Doppelkorn, darüber – fast bis zum Rand des Glases. Die Ruhezeit der künftigen Tinktur sollte vier Wochen dauern, aber täglich durch einen kräftigen Rüttler unterbrochen werden. Dann heißt es abseihen und in dunkle Flaschen füllen. Bei Rückenschmerzen können Sie **zwei- bis dreimal täglich zur Flasche** greifen und zehn bis 40 Tropfen Weidenrindentinktur in einem Glas Wasser einnehmen. Lassen Sie das aber nicht zur Dauereinrichtung werden.

Mehr Informationen zur Tinkturherstellung finden Sie auf den nächsten Seiten.

„Betreiben Sie immer Ursachenforschung, nicht nur bei Rückenleiden. Im schlimmsten Fall müssen Sie ohnehin nur Ihren kompletten Lebensstil ändern. "

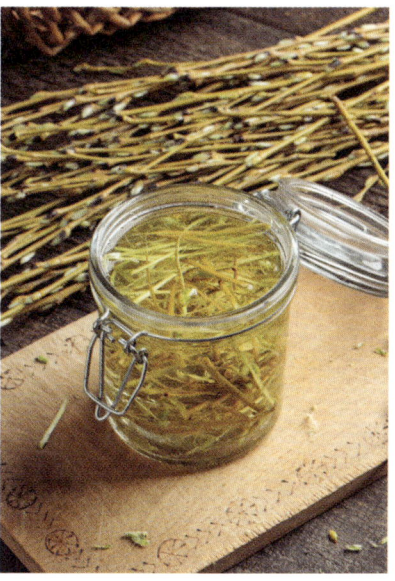

Die Weidenrinde

Aspirin und seine Wirkweise kennt jeder, aber dass dieser Medikamentensuperstar seinen Weltruhm einer Pflanze verdankt, ist eher unbekannt. Es ist die Weide, in deren Rinde sich ein gar feiner Stoff verbirgt – das Salicin. Diese Vorstufe der Salicylsäure ist wiederum eine Vorstufe der Acetylsalicylsäure und damit wären wir auch schon bei jenem Stoff angelangt, der im Aspirin seine Wirkung tut.

Die Weidenrinde gilt eines der stärksten pflanzlichen Schmerzmittel und nebenbei als Entzündungshemmer und Adstringens („Zusammenzieher"). Die meisten heilenden Inhaltsstoffe stecken in der Rinde der zwei- bis dreijährigen Zweige von Purpurweiden.

Achtung: Sollten Sie überempfindlich auf Salicylate sein, verzichten Sie bitte auf die Anwendung von Weidenrinde.

EXKURS
TINKTUREN

Kurz gesagt sind Tinkturen flüssige Medikamente, die die Wirkstoffe von Pflanzen in sich tragen. Es ist noch gar nicht so lange her, da waren sie in fast jedem Haushalt zu finden.

Ihre Herstellung ist keine Zauberei: Man mischt ein Lösungsmittel, meist Alkohol, und zerkleinerte Pflanzenteile zusammen und lässt sie aufeinander wirken – wobei der Alkohol die Oberhand hat und die Pflanze ziemlich aussaugt: Er holt sich sowohl die wasserlöslichen als auch die fettlöslichen Wirkstoffe. Genannt wird dieser Prozess Mazeration, was vom lateinischen „macerare" für „zermürben, mürbe machen, quälen" abgeleitet ist und irgendwie nicht besonders angenehm für die Pflanzen klingt. Nach zwei bis sechs Wochen ist aber Schluss damit und die Tinktur – nach dem Abseihen – reif für den Einsatz.

Der Gehalt an Wirkstoffen ist bei Frischpflanzentinkturen übrigens deutlich schwächer als bei Auszügen aus getrockneten Pflanzenteilen. Mir macht es aber trotzdem mehr Spaß, frisch gesammelte Pflanzen und Kräuter zu verwenden!

WAS TINKTUREN SO PRAKTISCH MACHT

- Sie halten sehr lange – in den meisten Fällen etwa ein Jahr oder länger.
- Sie sind rasch zur Hand und bei Schluckbeschwerden besser als feste Arzneiformen.
- Sie können innerlich wie äußerlich angewandt gute Dienste leisten. Eingenommen werden sie häufig mit Wasser, die äußerliche Anwendung erfolgt mittels Wickel, Kompresse oder Spülung bzw. als Bestandteil einer Salbe.

VIELE REZEPTE – EINE FAUSTREGEL

Es gibt unzählige Rezepte für Tinkturen – sie unterscheiden sich u. a. hinsichtlich der „Hochprozentigkeit" und der Art des verwendeten Alkohols. Generell kann man sagen: Je höher der Alkoholgehalt, desto mehr Fettlösliches wird aus der Pflanze herausgeholt. Bei Bitterstoffen oder Saponinen reichen niedrigere Alkoholkonzentrationen, während ätherische Öle oder Harze höhere Konzentrationen benötigen. Hochprozentiger Alkohol ist aber relativ teuer, wenn Sie also nicht so viel Geld ausgeben wollen, greifen Sie einfach zur leichteren Variante, die holt sich schließlich auch viel.

ESSIG ODER ÖL ALS ANTIALKOHOLISCHE ALTERNATIVE

Was sich wohl von selbst versteht: Kinder sowie schwangere und stillende Frauen sollten Tinkturen wegen ihres Alkoholgehaltes – auch verdünnt – nicht einnehmen!

Ebenso sind Tinkturen natürlich nichts für Alkoholkranke oder Personen mit Leberproblemen.

Wie gut, dass es da alkoholfreie Alternativen gibt! Essig oder Pflanzenöl beispielsweise sind ebenfalls gute Mittel, um Wirkstoffe aus Pflanzen zu lösen. Die Zubereitung erfolgt wie bei alkoholischen Tinkturen, nur dass man statt zu Wodka, Doppelkorn etc. zu einem wirklich guten (Apfel-)Essig oder Pflanzenöl greift.

Auch hier gilt meist: Ein warmes Plätzchen ist ein guter Ort fürs Reifen. Viele stellen das Öl in die Sonne, was ich auch lange Zeit gemacht habe. Mehrere nicht so gelungene Versuche haben mich aber eines Besseren belehrt.

Bei Kindern hat sich auch Glyzerin als Trägersubstanz bewährt, ein süßlich schmeckender Pflanzensirup, den man in Lebensmittelqualität in Apotheken bekommt.

IMMER SCHÖN SAUBER BLEIBEN

Nicht vergessen: Sauberkeit ist oberstes Gebot beim Zubereiten von Hausmitteln! Verwenden Sie nur sterilisierte Gläser und Flaschen, wenn Sie Tinkturen herstellen!

Achten Sie bei frischen Pflanzen darauf, dass diese nicht feucht vom Regen oder Tau sind.

UND SO GEHT'S!

Man nehme:
- Ein Einmachglas oder eine Flasche mit weitem Hals, jedenfalls so weit, dass die – zerkleinerten – Pflanzenteile gut hinein- und wieder herauskommen
- Einen passenden Trichter (nicht aus Metall!)
- Getrocknete oder frische Pflanzen(teile)
- Mindestens 38- bis 40-prozentigen Alkohol (Wodka oder Doppelkorn), höchstens 90-prozentigen. Wenn Sie getrocknete Pflanzen verwenden, brauchen Sie in etwa die fünf- bis zehnfache Menge Alkohol, bei frischen Pflanzen die fünffache.

1. Zerkleinern Sie die Pflänzchen nach dem Motto „je kleiner, desto besser" und geben Sie sie in das vorbereitete Glas. Blüten sind äußerst zarte Geschöpfe und können normalerweise „unberührt" bleiben.
2. Gießen Sie den Alkohol darüber, sodass die Pflanzen gut bedeckt sind. Verschließen Sie das Einmachglas und schütteln Sie es kräftig. Lassen Sie die Mischung dann eine Woche bis einen Monat an einem dunklen Ort (Achtung: Das Johanniskraut liebt die Sonne!) bei Zimmertemperatur reifen.
3. Schütteln Sie das Glas täglich.
4. Ist die Zeit gekommen, seihen Sie die Flüssigkeit durch ein sehr feines Sieb, einen Kaffeefilter oder eine Mullwindel ab.
5. Füllen Sie die Tinktur in eine sterilisierte braune Glasflasche oder in ebensolche Tropfenflaschen, Letztere erleichtern die Dosierung. Vergessen Sie nicht, die Flaschen zu beschriften, und zwar mit Pflanzennamen und Datum – auch die Schlaueste kann mal vergessen.
6. Lagern Sie die Tinktur kühl und dunkel.

Atemwege, Ohren

ERKÄLTUNG ALLGEMEIN

Erwachsene machen etwa zwei- bis viermal im Jahr eine Erkältung durch, Kinder sind durch ihr unausgereiftes Immunsystem noch häufiger betroffen. Wie uns die Statistik mitteilt, sind wir im Laufe unseres Lebens durchschnittlich etwa zweihundertmal erkältet. Ganz schön oft also – und ganz schön viel zu tun für jene Mittelchen, die uns diese Zeit erleichtern sollen.

Bis Seite 43 finden Sie, um es umständlich auszudrücken, „Allgemeines zum Thema Erkältung und allgemeine Anti-Erkältungsmittel", danach geht's ein bisschen genauer zur Sache und Sie erfahren, welche speziellen Helfer bei Bronchitis, Fieber, Halsschmerzen und Heiserkeit, Husten, Nasennebenhöhlenentzündungen und Ohrenschmerzen wirken.

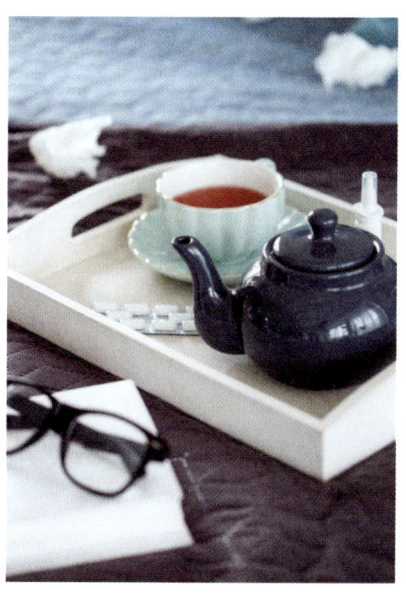

DIE ECHTE GRIPPE

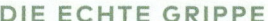

Im Gegensatz zum grippalen Infekt ist die echte Grippe eine hoch ansteckende Infektionskrankheit, die durch sogenannte Influenzaviren ausgelöst wird. Der Krankheitsverlauf ist wesentlich schwerer, es kann zu Folgeerkrankungen wie zu einer Lungenentzündung kommen. Für ältere Menschen, chronisch Kranke und Kinder ist eine Influenza unter Umständen sogar lebensbedrohlich. Gefährdete Personen sollten daran denken, sich impfen zu lassen. Eine jährliche Immunisierung stellt einen guten Schutz dar, weil jene Viren, die gerade im Umlauf sind, in den meisten Fällen berücksichtigt werden. Da sich die Oberflächenmerkmale der Grippeviren durch Mutationen ständig ändern, muss der Impfstoff Jahr für Jahr den aktuellen Erregern angepasst werden.

Die Zwiebel

Eine Küche ohne Zwiebeln ist kaum vorstellbar. Und was für die Kulinarik gilt, das trifft bei mir auch für die Hausapotheke zu, denn mit seinen entzündungshemmenden Eigenschaften und seinem mutigen Auftreten gegen Krankheitserreger ist das Lauchgewächs ein echtes Multitalent.

Dabei muss die Zwiebel nicht unbedingt verspeist werden, ein Teil ihrer Schätze kann lokal über die Haut aufgenommen werden, ein weiterer Teil schafft es als Hans Dampf über Nase und Augen – was uns oft zu Tränen rührt. Der sogenannte „tränenreizende Faktor", von Fachleuten auch Propanthial-S-Oxid genannt, entsteht beim Anschneiden der Zwiebel und reagiert im Riech- bzw. Sehorgan zu Schwefelsäure. Die Schwefelverbindungen lassen die Schleimhäute abschwellen, der scharfe Geruch regt die örtliche Durchblutung an und sorgt dafür, dass sich Bakterien und Pilze sehr gerne von uns verabschieden. Antioxidantien wie Quercetin und Anthocyane erweisen sich zudem als tüchtige Kämpfer gegen freie Radikale.

Wenn es an der Zeit ist und alles um mich herum schnupft und niest, einschließlich meines Anhanges, ziehe ich mich in meine Küche zurück, um für meine Lieben Medizin herzustellen. Zuerst plündere ich Vorratskammer und Kühlschrank – also vorrangig jene Orte, an denen ich ganz bestimmte Wunderwuzzis aufbewahre: Zwiebeln, Knoblauch, Kren (Meerrettich) und Kartoffeln.

ZWIEBELSCHÜSSEL ODER -SÄCKCHEN

Schneiden Sie eine Zwiebel in Stücke, geben Sie diese in eine kleine Schüssel und platzieren Sie das schnelle Hausmittel in der Nähe Ihres Schützlings. Die Behandlung ist auch für kleine Rotznasen geeignet. Lassen Sie Zwerg und Schüssel aber nicht aus den Augen oder – noch besser – füllen Sie die Zwiebelstücke in ein kleines Säckchen, z. B. einen Waschlappen oder eine Socke, und binden Sie diese zu. **Wenn Sie das Zwiebelsäckchen ein bisschen quetschen, werden die schwefelhaltigen Inhaltsstoffe der Zwiebel wieder freigesetzt** und es gibt frischen Anti-Erkältungs-Nachschub. Und ja, es riecht ein wenig streng im Zimmer, aber das geht vorüber …

KNOBLAUCHWÜRZE

Würzen Sie gerade während der Erkältungszeit mit Knoblauch – es gibt so viele feine Rezepte, die die geschmackvollen Zehen richtig gut zur Geltung bringen. Wenn Sie nicht viel Zeit haben, geben Sie einfach ordentlich Knoblauch ins Salatdressing.

Am wirksamsten ist es wahrscheinlich, eine frisch geschälte Knoblauchzehe, so wie sie ist, zu essen. Wobei es sich empfiehlt, das sämtlichen Familienmitgliedern anzutragen, denn sonst steht einem eventuell eine einsame Zeit bevor. Und rechnen Sie damit, einen Spitznamen verpasst zu bekommen – so wie ich die „Queen of Garlic" bin.

GERUCHSBEKÄMPFER À LA NATURE

Praktisch, dass die Natur auch gegen eine Knoblauchfahne so einiges zu bieten hat: Inder schwören auf Kardamom, Kaffeeliebhaber auf ihre Bohnen (roh zerbeißen!) und Kräuterhexen auf Petersilie, Salbei oder Pfefferminze.

Der Knoblauch

Seine Wirkung bei Erkältungskrankheiten ist mittlerweile wissenschaftlich nachgewiesen: Der Knoblauch enthält viele gesundheitsfördernde Mineralstoffe und zahlreiche Vitamine, Flavonoide und Saponine. Hauptverantwortlich für die Wirkung bei Erkältungskrankheiten sind jedoch die Schwefelverbindungen bzw. Sulfide, vor allem das für den charakteristischen Geruch verantwortliche Allicin. Sulfide zählen zu den sekundären Pflanzenstoffen und haben eine entzündungshemmende, antibiotische und antivirale Wirkung.

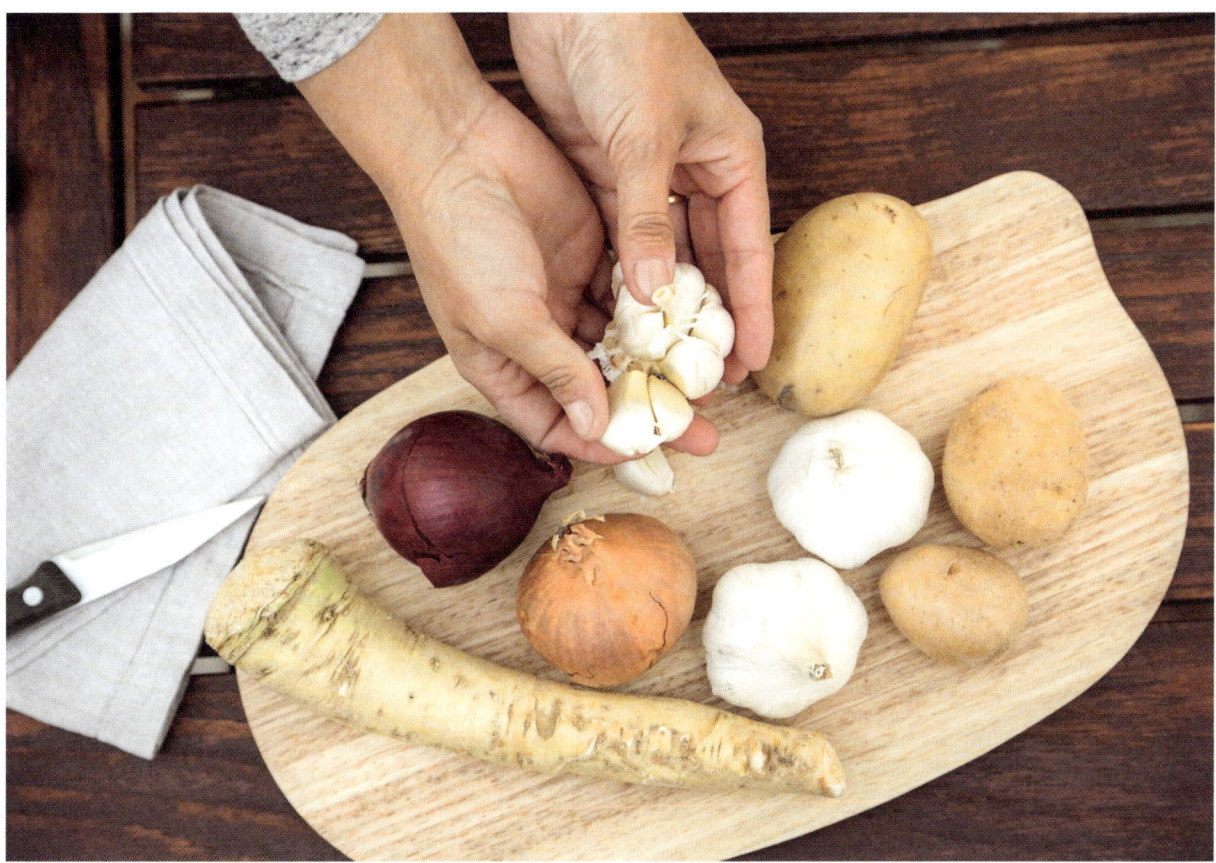

Der Kren (Meerrettich)

Was den Kren zur Heilpflanze macht, ist die beißende Schärfe der in ihm steckenden Senföle. Diese werden frei, wenn das Pflanzengewebe verletzt wird, wie wohl die meisten vom Krenreiben wissen. Schälen und reiben Sie also nur jenen Teil, den Sie akut benötigen. Schon diese Tätigkeit kann als Therapie gegen Erkältungskrankheiten durchgehen, wird doch nicht nur der Tränenfluss, sondern auch die Sekretion der Nasenschleimhaut angeregt.

Wer den antibiotisch und antiviral wirkenden Kren innerlich zu sich nimmt, sprich wer ihn ganz einfach isst, versorgt seinen Körper auch mit Vitamin C und Mineralstoffen.

Die Kartoffel

Vielerorts ist die Kartoffel als reiner Dickmacher verschrien. Dabei beherbergt die basische Knolle einige feine Inhaltsstoffe: Sie ist ein Vitamin-C-Lieferant, wenn auch keine Vitamin-C-Bombe, und sie kann uns während einer Erkältung mit dem wichtigen Kalium versorgen, das durchs Schwitzen verloren geht. Die meisten Nähr- und Pflanzenstoffe, wie z. B. das Quercetin, befinden sich in der Schale. Kochen Sie Kartoffeln deswegen, wann immer es passt, ungeschält. Die Knollen können auch zu Saft verarbeitet werden (siehe Seite 113), dieser wirkt entzündungshemmend, schleimlösend und beruhigend und all das kann man in Erkältungszeiten mehr als gut gebrauchen.

Ein weiteres Plus der Kartoffel sind ihre wärmeleitenden Eigenschaften: Einmal erhitzt, gibt sie langsam und kontinuierlich Wärme ab – und das ist ein durchaus verwertbares Feature für Wickel und Auflagen.

KRENKETTE

Schneiden Sie eine frische Krenwurzel in Scheiben und fädeln Sie diese auf einem Bindfaden auf. **Schmücken Sie sich oder Ihren Schützling für ein paar Stunden mit der Kette,** aber beachten Sie dabei, dass das Geschmeide nicht direkt auf der Haut aufliegt, denn das könnte – leider im nicht übertragenen Sinn – ziemlich reizend sein. Die hübsche Anwendung darf bei guter Verträglichkeit gerne wiederholt werden.

KARTOFFELINHALATION

Für verschleimte Menschen bietet sich eine Kartoffelinhalation an. Kochen Sie einige Kartoffelschalen in einem Topf mit Wasser und **inhalieren Sie die nicht zu heißen Dämpfe vorsichtig** – sie wirken schleimlösend, beruhigend und entzündungshemmend.

Wenn Sie mehr über feine Anti-Erkältungs-Inhalationen erfahren wollen: Auf der nächsten Seite gibt's Infos.

„Ich halte Berührungen und Zuwendung für das aller-, aller-, allerwichtigste Hausmittel!"

HAUTKONTAKT – EIN WUNDERBARES HEILMITTEL

Gerade kranke Babys und (Klein-)Kinder brauchen sie, um gesund zu werden: Berührung. Geben Sie Ihren Schützlingen so viel Hautkontakt wie möglich – streicheln Sie ihnen über den Kopf, halten Sie die kleinen Händchen …

Das Kuschelhormon Oxytocin, das dabei ausgeschüttet wird, reduziert Stress und Ängste, steigert das Wohlbefinden, stärkt das Immunsystem und trägt zur Schmerzlinderung bei. Setzen Sie dieses Hausmittel also ein, wann immer sie können und wann immer der kleine oder aber der große Patient das mag.

WEITERE HAUSMITTEL
BEI ERKÄLTUNG

DAMPFINHALATIONEN

Was tun, wenn Luft und Schleimhäute trocken sind, Husten und Kopfschmerzen hartnäckig festsitzen? Richtig! Tief einatmen! Und zwar feuchte Luft.

Um richtig zu inhalieren, brauchen Sie kein großartiges Zubehör. Eine Schüssel, ein Handtuch, Wasser und gegebenenfalls eine kleine feine Extrazutat reichen völlig aus – und finden sich in jedem Haushalt. Stellen Sie die Schüssel auf den Tisch, gießen Sie heißes, aber nicht kochendes Wasser bis knapp unter den Rand hinein und verfeinern Sie das Ganze mit ein paar Tropfen ätherischem Öl, passenden Pflanzen bzw. Pflanzenteilen wie z. B. Kamillenblüten oder Thymian bzw. einem gehäuften Teelöffel Salz (= Variante für eingefleischte Junggesellen ohne „Kräuter- oder Küchenambitionen"). Dann, schwuppdiwupp, ein Handtuch über den Kopf und los geht's mit dem Einatmen der warmen, feuchten Luft – halten Sie aber bitte einen Sicherheitsabstand von mindestens zwei Handbreiten zur Wasserschüssel, sonst besteht die Gefahr, dass Sie sich verbrennen. Und sollten Sie wie ich mit kleinen Kindern leben, dann achten Sie darauf, dass die Racker außer Reichweite spielen. Nach etwa zehn Minuten des Abkapselns können Sie wieder in die raue Außenwelt zurückkehren.

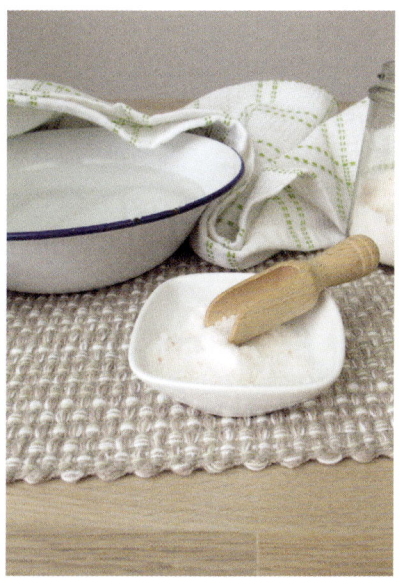

Als ätherische Öle eignen sich z. B. die Öle von Pfefferminze, Eukalyptus, Teebaum, Thymian, Lavendel, Kamille oder Oregano.

Achtung: Für Babys und Kleinkinder sind Inhalationen mit ätherischen Ölen absolut tabu, denn Pfefferminze & Co können bei ihnen zu einem lebensbedrohlichen Kehlkopfkrampf plus Atemstillstand, dem sogenannten Kratschmer-Effekt, führen. Also unbedingt: Finger weg! Vorsicht auch bei bestehenden Allergien!

HÜHNERSUPPE

Manchmal muss eine Hühnersuppe her, wenn man erkältet ist! Ganz einfach! **Eine feine heiße Portion davon tut Körper und Seele wohl.**

Zutaten für 6 Personen: 3 l Wasser – Salz und Pfeffer – 1 Suppenhendl ohne Innereien – 1 Bund Suppengrün, 1 Zwiebel, 2–3 Knoblauchzehen, 2–3 cm geschälter Ingwer, alles klein geschnitten – Kräuter nach Geschmack (ich verwende nicht nur Petersilie), klein geschnitten

„Ich bin fest davon überzeugt: Allein schon der Gedanke, dass diese warme, wohlriechende Medizin von einem wohlgesonnenen, fürsorglichen Menschen gekocht wurde, reicht, um uns auf die Sprünge zu helfen."

Das Wasser in einem Topf zum Kochen bringen, etwas salzen und pfeffern. Nun das Hendl ohne Innereien zugeben und rund 1½ Stunden bei geringer Hitze vor sich hinköcheln lassen. Dann das Hendl herausnehmen und beiseitestellen.

Suppengemüse, Zwiebel, Knoblauch und Ingwer in den Kochtopf geben und so lange kochen, bis das Gemüse gar ist – das dauert etwa 20 Minuten.

Während dieser Zeit das Hendl von den Knochen lösen, häuten und in mundgerechte Stücke schneiden. Die Hendlstücke in die Suppe geben und diese noch einmal kurz aufkochen lassen.

Vor dem Servieren mit vielen gesunden Kräutern bestreuen.

SPAZIEREN GEHEN

Ein kleiner entspannter Spaziergang kann guttun, **aber nur, wenn man sich fit genug fühlt** – zugegeben, ein Hausmittel im engeren Sinn ist das nicht wirklich … Dabei sollte man versuchen, tief ein- und auszuatmen: Die frische Luft befeuchtet die Schleimhäute und man „kriegt wieder Luft".

ZUHAUSE FRISCHLUFT TANKEN

Apropos Luft: In der Heizungsperiode ist die Raumluft oft trocken und reizt die Schleimhäute. Krankheitserreger haben da leichtes Spiel. **Richtiges (Stoß-)Lüften** hilft bei der Abwehr. Also, Decke bis zur Nasenspitze ziehen und Fenster für ein paar Minuten ganz (!) aufmachen.

Flüssigkeit

Wer ausreichend trinkt, kann seinen Körper im Kampf gegen Krankheitserreger bestens unterstützen: Der regelmäßige Griff zum Wasserglas oder zu vitaminreichen Säften (Achtung, Zucker!) ist wichtig. Und auch abwarten und Tee trinken ist, was eine Erkältung anbelangt, eine vielversprechende Therapiemaßnahme.

WASSER

Ich denke, es ist, von frischer Luft einmal abgesehen, **das billigste Hausmittel** – und auch jenes, das man zuhause am schnellsten zur Hand hat, wir können uns hier wirklich glücklich schätzen: das gute, gesunde, ja lebensnotwendige Wasser. Ein bereitstehender Krug erinnert daran, immer wieder zuzulangen.

ANTI-ERKÄLTUNGSTRUNK MIT VIEL VITAMIN C

100 ml Karottensaft, 100 ml frisch gepresster Orangensaft, ½ TL frisch geriebener Ingwer und 1 EL Sanddornsaft: **So viel farbenfrohe Power kann doch nur guttun!**

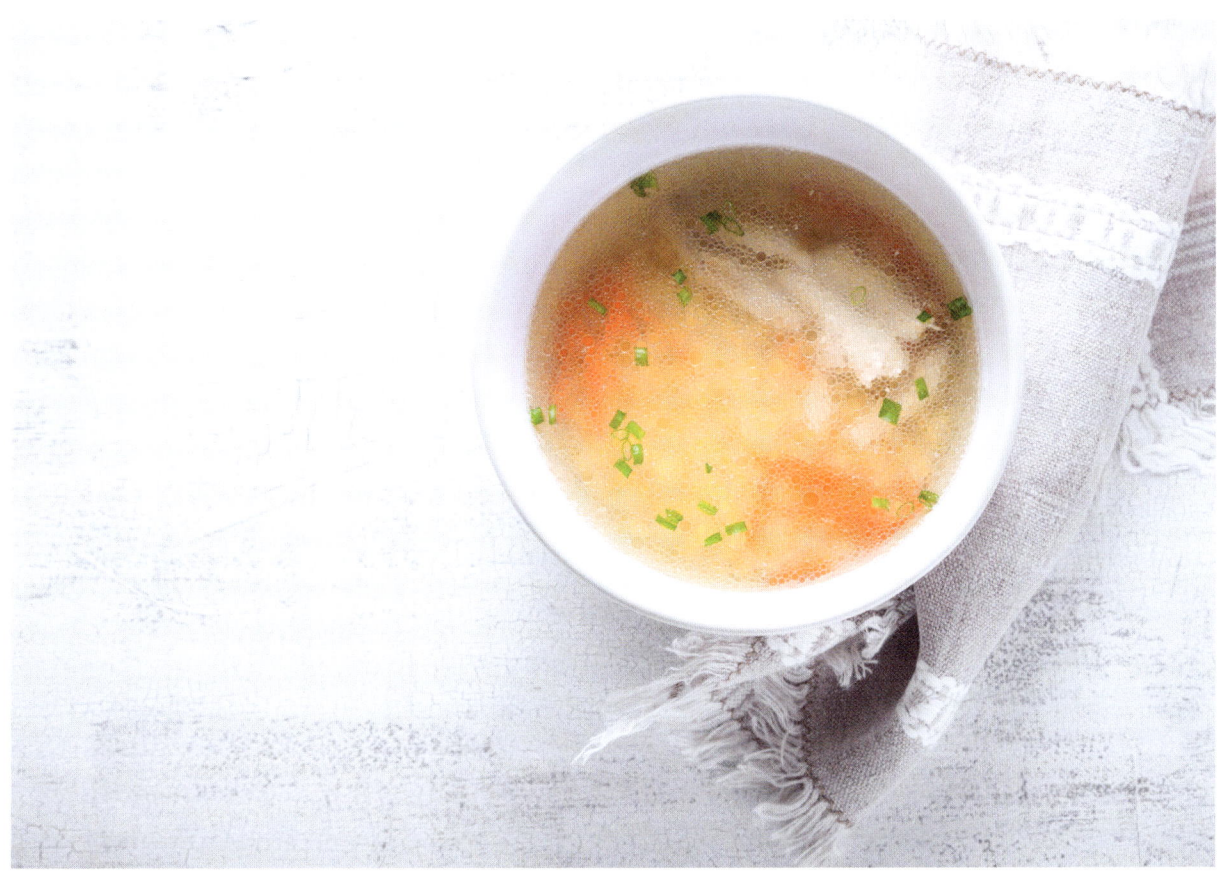

UNTER EINE DECKE GEKUSCHELT
SUPPE SCHLÜRFEN

Seit vielen Generationen gilt Hühnersuppe als probates Anti-Erkältungsmittel, Packerlsuppen haben übrigens nicht den gleichen Effekt. Was genau sie in unserem Körper bewirkt, konnte man lange Zeit nicht festmachen. Heute geht man in der Wissenschaft zum Teil von der Annahme aus, dass Inhaltsstoffe der Suppe die weißen Blutkörperchen im Zaum halten – und diese dadurch weniger in der Lage sind, die oberen Atemwege zu bevölkern, um sich an diversen Erkältungs- und Entzündungsprozessen zu beteiligen. Vitamine, Zink und Eisen geben dem Immunsystem allem Anschein nach zusätzlich Kraft zur Verteidigung. Die Suppe füllt unseren Flüssigkeitshaushalt auf, der heiße Dampf befeuchtet unsere Schleimhäute. Und blutdrucksenkend soll das Gebräu auch noch wirken. Wir haben also gute Gründe dafür, dieses Wundermittel – am besten unter eine Decke gekuschelt – zu löffeln.

VORBEUGUNG

Gerade wenn rundherum alles schnieft und niest, sollten auch sie Hochsaison haben: die guten alten Vorbeugungsmaßnahmen.

– **Essen, was Bakterien und Viren gar nicht schmeckt:** Knoblauch, Lauch, Zwiebeln, Zitronen, Artischocken und sämtliche Kohlarten zählen zu den antibakteriell und antiviral wirkenden Nahrungsmitteln. Wir sollten sie deshalb an prominenter Stelle in unseren Speiseplan integrieren. Eine Ernährung mit viel Obst und Gemüse stärkt generell das Immunsystem, denn darin stecken antioxidativ wirkende Vitamine und Spurenelemente und diese stehen unseren Immunzellen, wenn's drauf ankommt, unterstützend zur Seite.

– **Regelmäßiges Ausdauertraining** wie etwa Joggen an der frischen Luft halbiert das Erkältungsrisiko. Zu diesem Ergebnis kamen Forscher am Fred Hutchinson Cancer Research Center in Seattle. Die Leukozytenproduktion, deren Hauptaufgabe die Abwehr von Krankheitserregern ist, wird schon bei 30 Minuten sportlicher Aktivität stimuliert. Eine Herzfrequenz von 110 bis 140 Schlägen pro Minute wird dabei empfohlen. Aber Achtung: Extremsport bewirkt genau das Gegenteil – er stresst den Körper.

– **Ein Saunagang** ist nicht nur erholsam, sondern auch gut für unsere Abwehr – am besten, man schwitzt zweimal pro Woche bei bis zu 90 Grad. Durch den Wechsel von Heiß und Kalt lernen die Gefäße, sich an wechselnde Situationen anzupassen. Und das hilft unserem Körper, beim Angriff von Viren und Bakterien schneller zu reagieren. Saunagänge sind nur etwas für gesunde, erwachsene Menschen, aber das versteht sich ja von selbst.

– **Händewaschen, aber richtig:** Über 80 Prozent aller Krankheitserreger erklimmen uns über die Hände. Regelmäßiges und vor allem gründliches Händewaschen mit Seife kann ihnen jedoch den Garaus machen.

Feuchten Sie Ihre Hände an und verteilen Sie die Seife gründlich: auf den Handflächen und -rücken, zwischen den Fingern, auf den Nägeln, rund um die Fingerspitzen. Spülen Sie die Hände anschließend gründlich (!!!) ab, ob das Wasser dabei kalt oder warm ist, hat keine große Bedeutung. In öffentlichen Toiletten etc. sind Sie gut beraten, wenn Sie den Wasserhahn nach getaner Arbeit mit einem Ellbogen abdrehen. Haben Sie kein Waschbecken in der Nähe, hilft zwischendurch auch Händedesinfektionsmittel.

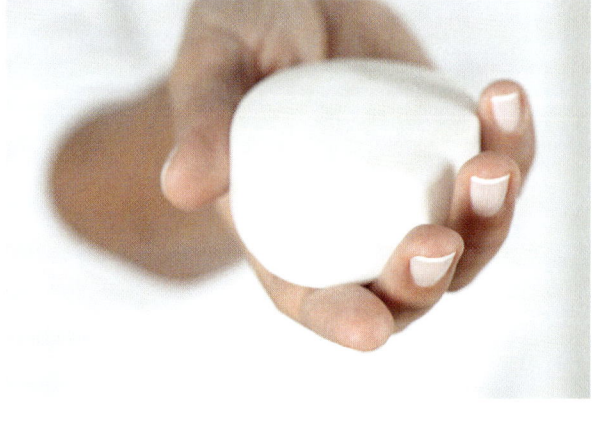

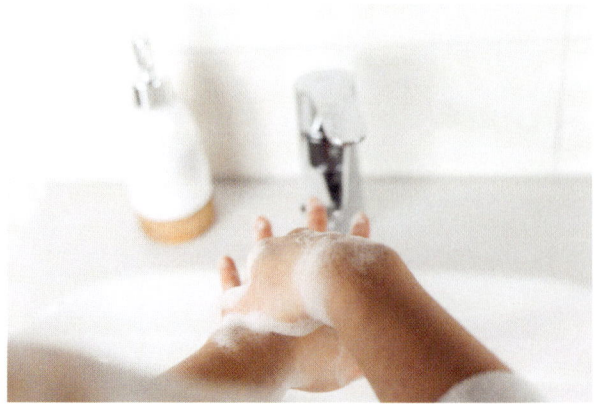

– **Baden:** Eine entspannende Auszeit im Badewasser reduziert Stress, stärkt damit das – vielleicht leicht angeschlagene – Immunsystem und ist eine gute Erkältungsprophylaxe, wohlgemerkt Prophylaxe und nicht Medizin.

Badezusätze erfüllen durchaus eine Aufgabe, denn viele Wirkstoffe werden über die Haut aufgenommen und gelangen zudem über die Atemwege in den Körper. Es gibt mehrere Möglichkeiten, Pflanzenmaterial zu verwenden: Man füllt z. B. Kräuter in Baumwollsäckchen, Waschlappen oder eine Socke und lässt das Ganze dann rund zehn Minuten im warmen Badewasser ziehen. Oder man braut sich mit der doppelten Kräutermenge als üblich etwa 1 l starken Tee und gießt diesen ins Vollbad.

Erwachsene sind auch mit ätherischen Ölen gut beraten: Am besten, man beginnt mit vier bis fünf Tropfen und steigert, wenn man das verträgt, die Dosis aufs Doppelte. Ein Tipp: Das Öl mit Milch oder Kaffeeobers emulgieren, sonst schwimmt es nur an der Wasseroberfläche. Und noch einer: Die ätherischen Öle von Thymian, Fichtennadel, Pfefferminze, Eukalyptus, Salbei und Latschenkiefer empfehlen sich besonders.

Der Spruch „some like it hot" sollte jedenfalls nicht überstrapaziert werden: Baden Sie so warm, wie Sie es als angenehm empfinden, empfohlen werden 38 Grad Wassertemperatur.

Selbst bei einem gut funktionierenden Kreislauf heißt es idealerweise nach etwa 20 Minuten: Badeschluss! Nach dem Baden sollte man sich's in jedem Fall stets richtig gemütlich machen. Packen Sie sich warm ein und ruhen Sie sich aus – auf dem Sofa oder im Bett.

Zu baden, wenn man bereits krank ist, z. B. bei Fieber, starkem Husten oder Schnupfen, ist keine gute Idee! Ein heißes Bad weitet die Blutgefäße und das kann im angeschlagenen Zustand Stress für unseren Körper bedeuten. Auch wenn Sie an chronischen Erkrankungen wie etwa Bluthochdruck, Asthma oder Herz-Kreislauf-Beschwerden leiden, sollten Sie vorsichtig sein.

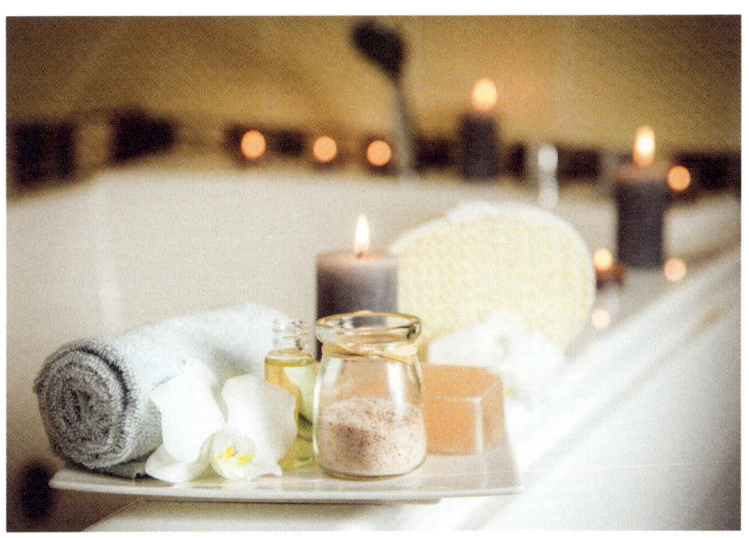

WILLKOMMEN IM TEESALON FÜR SCHNUPFENNASEN, VIELHUSTER, FIEBERLINGE, OHRENPATIENTEN & CO

Der Medizinaltee gilt als eines der ältesten Heilmittel. Zum pharmakologischen Effekt gesellt sich durch das sorgsame Zubereiten und schluckweise, oft über den Tag verteilte Trinken meist ein angenehm entspanntes Gefühl – doppelt gut gemoppelt also!

Bei Erkältungskrankheiten empfehlen sich verschiedenste Tees, vor allem auch jene, die eine stark schleimlösende Wirkung haben. Mein Teesalon offeriert Ihnen ein ausgewähltes Sortiment an erstklassigen Verkühlungs-Kontrahenten. Ach ja, Zuckermäulern sei geraten: Wenn Sie gar nicht von ihrem Stoff loskommen, süßen Sie Ihren Tee am besten mit – ein wenig (!) – Honig.

Eibischtee: Die Wurzel in Stücke schneiden, 90 Minuten in kaltem Wasser ansetzen, abseihen. 2 g bzw. 1 TL Wurzelstücke reichen für 150 ml Wasser. Wer mag, kann den Tee vor dem Trinken leicht erhitzen.

Mehrmals täglich eine Tasse trinken. Vorsicht bei Diabetes: Die Eibischwurzel enthält viel Zucker! Sie lässt sich auch gut mit anderen Pflanzen mischen, etwa mit Malvenblüten und Süßholzwurzeln oder Spitzwegerich.

DER EIBISCH IM MÄUSESPECK

Im Englischen heißt der Eibisch übrigens Marshmallow, denn früher verwendete man die Wurzeln der Pflanze als Geliermittel für jene Süßigkeit, die viele auch unter dem Namen Mäusespeck kennen. Heute werden der Nascherei, die gerne am Lagerfeuer gebraten wird, allerdings andere Gelier-, Binde- und Verdickungsmittel zugesetzt. Schade eigentlich …

Der **Eibisch** wirkt nicht nur gegen Entzündungen im Mund- und Rachenraum, sondern unterdrückt auch Husten: Pflanzliche Schleime, wie sie vor allem in den Wurzeln des Eibischs enthalten sind, bilden eine Art Schutzschicht über entzündeten Schleimhäuten und wirken so Reizungen entgegen.

Fencheltee: 1 TL gequetschte Fenchelsamen mit 200 ml kochendem Wasser übergießen, fünf Minuten ziehen lassen, abseihen.

Zwei Tassen pro Tag sind eine gute Dosis. Wer den intensiven Geschmack nicht mag, der kann seine Geschmacksnerven mit etwas Honig im Tee überlisten.

Das im **Fenchel** enthaltene ätherische Öl wirkt antiseptisch, entzündungshemmend und schleimlösend. Als Heilpflanze hat sich der Fenchel bei Bronchitis, Husten, Halsschmerzen und Heiserkeit bestens bewährt.

Ingwertee: Ein daumengroßes Stück der Knolle schälen und in kleine Stücke schneiden, je größer die Schnittfläche, desto mehr gesundheitsbringende Scharfstoffe können wirken. Mit 200 ml heißem Wasser übergießen, zehn Minuten ziehen lassen, abseihen.

Den Tee immer frisch zubereiten, denn beim Zerkleinern des Ingwers verflüchtigt sich das ätherische Öl schnell! Fein ist ein Ingwertee mit Zitrone und Honig, er beruhigt den gereizten Hals und versorgt den Körper mit Vitamin C.

Die scharfen und wärmenden Inhaltsstoffe des **Ingwers** sollen eine antimikrobielle, schmerzlindernde, entzündungshemmende und schleimlösende Wirkung haben. Deshalb wird die Pflanze unter anderem auch bei Erkältungskrankheiten angewendet, vor allem bei Husten.

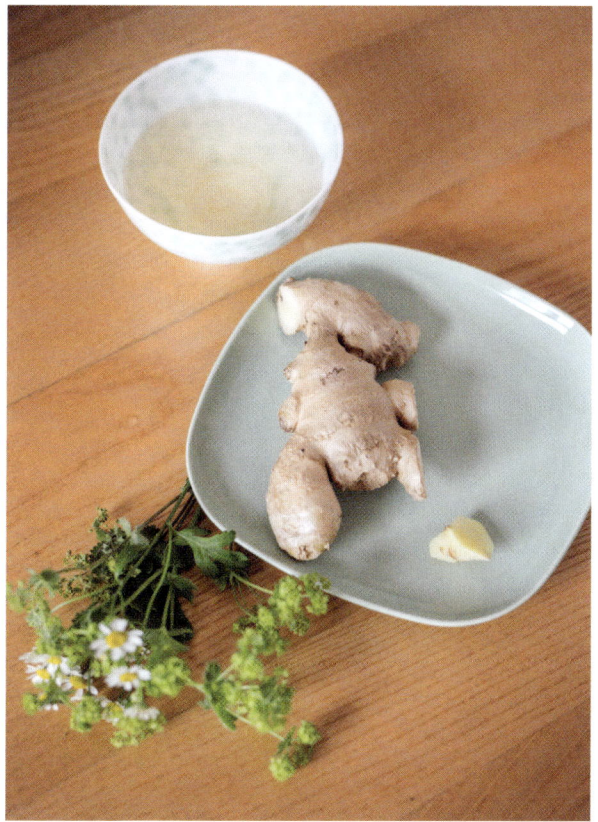

Das ätherische Öl der **Pfefferminze** regt die Flimmerhärchen in den Bronchien an und so kann festsitzendes Sekret leichter abgehustet werden: Die Atemwege werden frei und gleichzeitig desinfiziert. Ein wichtiger Bestandteil des Pfefferminzöls ist das Menthol. Es wirkt antiviral und antibakteriell, aber auch schmerzlindernd. Die Gerbstoffe der Pflanze sind für die beruhigende und entzündungshemmende Wirkung verantwortlich. Außerdem regt die Pfefferminze den Speichelfluss an und verhindert somit das Austrocknen des Rachenraums.

Kamillentee: 1 EL Kamillenblüten mit 200 ml kochendem Wasser übergießen, fünf bis zehn Minuten zugedeckt ziehen lassen, abseihen.

Mehrmals täglich eine Tasse trinken. Mit diesem Tee können auch Inhalationen und Rachenspülungen durchgeführt werden, allerdings ist die Konzentration der Kamillenblüteninhaltsstoffe dafür eher gering. Man kann die Wirkung aber durch Zugabe eines alkoholischen Kamillenauszugs (siehe Seite 108) verstärken. Diesen gibt es auch als Fertigarzneimittel im Handel, falls man ihn nicht selbst herstellen möchte. Mehrere Durchgänge pro Tag sind okay.

Die in der **Kamille** enthaltenen Wirkstoffe wie ätherisches Öl oder Flavonoide wirken entzündungshemmend, antibakteriell und krampflösend. Wer unter Halsschmerzen leidet und nicht gerne Kamillentee trinkt, kann mit ihm auch gurgeln, empfehlenswert sind fünf bis zehn Minuten.

Lindenblütentee: 2 TL getrocknete Lindenblüten mit 200 ml heißem Wasser übergießen, fünf bis zehn Minuten ziehen lassen und abseihen.

Mehr als drei Tassen täglich sollten es nicht sein.

Die **Blüten des Lindenbaumes** sind bekannt für ihre schleimlösende und reizlindernde, vor allem aber für ihre schweißtreibende Wirkung. Lindenblütentee ist der klassische Fiebertee, hilft er uns doch, die Krankheitserreger richtiggehend auszuschwitzen.

Oreganotee: 1 EL des Krauts mit 250 ml kochendem Wasser übergießen und zehn Minuten ziehen lassen, abseihen und langsam trinken.

Bis zu drei Tassen können täglich getrunken werden.

Der **Oregano,** auch als wilder Majoran oder Dost bekannt, ist das klassische Pizzagewürz. Das Öl der Pflanze enthält Substanzen, die abschwellend wirken und das Immunsystem stärken. Gerne wird Oreganotee bei Husten getrunken.

Pfefferminztee: Eine Handvoll frische oder 1 EL getrocknete Minzblätter mit 200 ml heißem Wasser übergießen, fünf bis zehn Minuten ziehen lassen und abseihen.

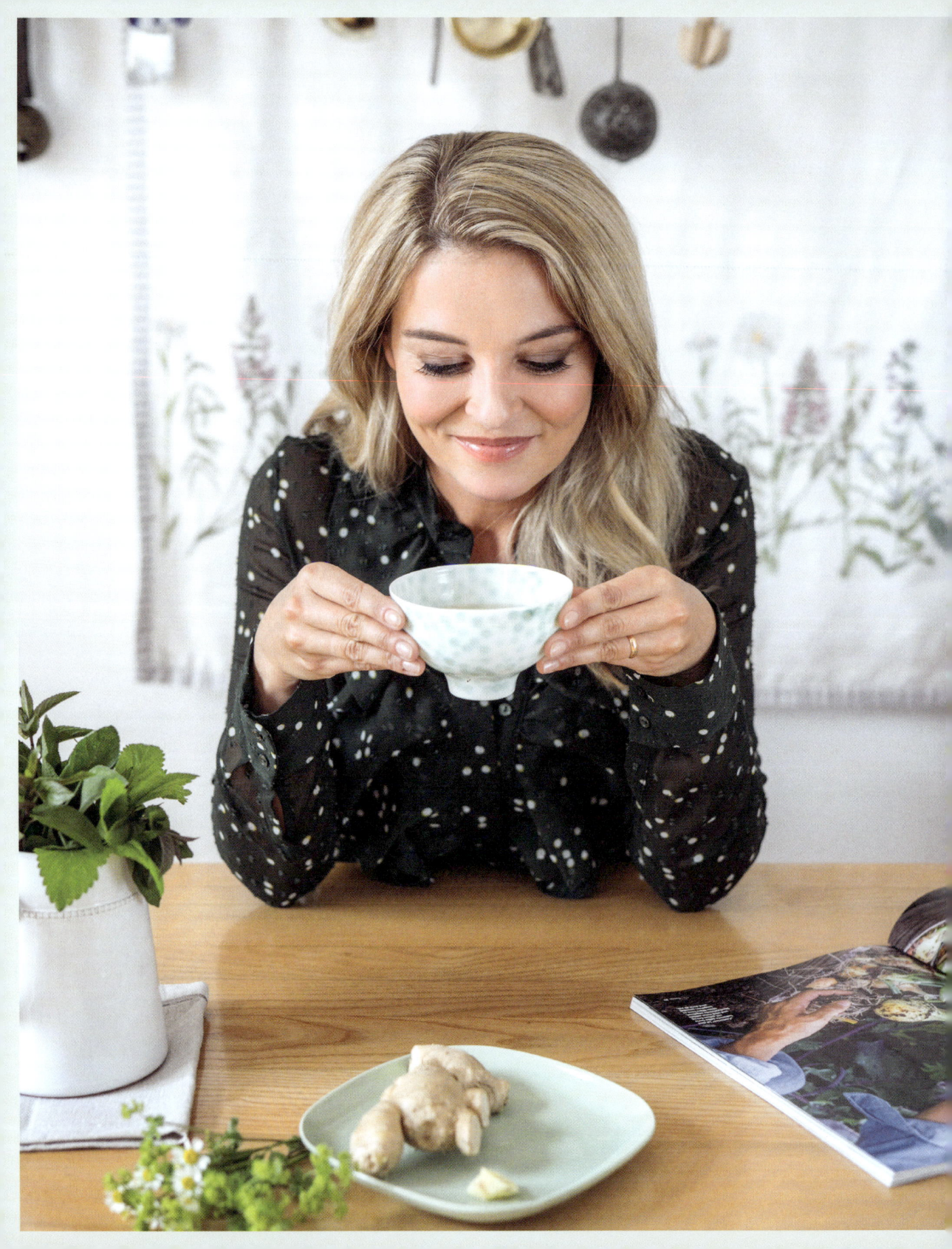

Salbeitee: 1 gehäuften TL (2 g) Salbeiblätter mit 150 ml heißem Wasser übergießen, zehn Minuten zugedeckt ziehen lassen und dann abseihen.

Als Tagesdosis gelten vier bis sechs Gramm der Droge und das für maximal vier Wochen.

Beim **Salbei** sind es die Blätter, die eine schleimlösende Wirkung sowie entzündungshemmende Eigenschaften besitzen. Das ätherische Öl der Pflanze tötet Krankheitserreger oder verhindert deren Vermehrung. Salbei kann bei Halsschmerzen, Entzündungen der Mund- und Rachenschleimhaut und Husten sehr gut als Tee oder Gurgellösung eingesetzt werden. Schwangere sollten aufgrund des in der Pflanze vorkommenden Thujons jedenfalls auf die Verwendung von reinem ätherischem Öl verzichten.

Spitzwegerichtee: 1 EL fein geschnittene Blätter mit 200 ml heißem Wasser übergießen, fünf Minuten ziehen lassen, abseihen.

Mehrmals täglich eine Tasse trinken.

Der oft verkannte **Spitzwegerich** kann z. B. bei Husten mit starker Verschleimung, Keuchhusten und Bronchitis sowie zur Linderung von Katarrhen, Halsweh und Heiserkeit eingesetzt werden.

Thymiantee: 1 TL Thymianblätter mit 250 ml kochendem Wasser übergießen, mindestens fünf Minuten ziehen lassen, abseihen.

Bis zu viermal täglich ist der Griff zu einer Tasse Thymiantee angeraten.

Der **Thymian** hat sich gegen Husten, Bronchitis und Katarrhe der oberen Luftwege bewährt. Grund dafür sind die antibakteriellen, entzündungshemmenden und schleimlösenden Eigenschaften der Pflanze.

Zwiebeltee: Eine Zwiebel in kleine Stücke schneiden, mit ½ l Wasser ein paar Minuten kochen, abseihen.

Der etwas ungewöhnliche Tee wärmt von innen und stärkt das Immunsystem, Honig macht ihn, kurz gesagt, „besser".

Die gesunde **Zwiebel** kann also nicht nur gegessen, sondern auch getrunken werden.

BRONCHITIS

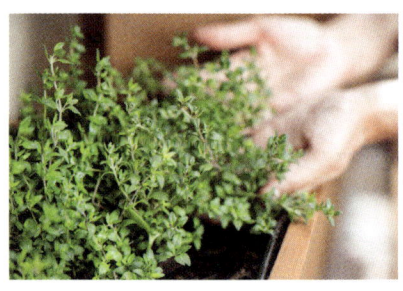

„Für mich ist der Thymian so etwas wie eine eierlegende Kräuter-Wollmilchsau. Ich schätze ihn in vielen Bereichen."

Die, wie man so schön sagt, „luftleitenden Anteile" der Lunge werden Bronchien genannt. Über sie wird die eingeatmete, sauerstoffreiche Luft zu den Lungenbläschen transportiert und die mit Kohlenstoff angereicherte Luft nach draußen. Sind nun die Schleimhäute der Bronchien entzündet, sprechen wir von einer Bronchitis, tragen Viren (meist) oder Bakterien (seltener) die Schuld daran, von einer akuten Bronchitis. Im Gegensatz dazu entsteht eine chronische Bronchitis am häufigsten durch das Rauchen.

Hausmittel eignen sich hervorragend für einen Behandlungserstversuch bei der akuten Variante, in vielen Fällen ist dann auch kein Zweitversuch mit Medikamenten mehr notwendig. Beim chronischen Verlauf können Tee, Wickel & Co die Symptome der Erkrankung lindern.

THYMIAN-BRUSTWICKEL

Lösen Sie ein paar Tropfen ätherisches Thymianöl (zehnprozentig, für Kinder zwei- bis fünfprozentig) in etwas Mandelöl und bringen Sie das Öl dann im Wasserbad auf Körpertemperatur. Geben Sie ein paar Milliliter davon auf ein weiches Stoff- bzw. Moltontuch und legen Sie damit einen Brustwickel an, indem Sie das Moltontuch mit einem weiteren Tuch locker festbinden. Der Wickel **kann auch die ganze Nacht angelegt bleiben,** vor allem bei Kindern sollte man jedoch nach einer halben Stunde die Hautverträglichkeit überprüfen.

FAST-ALLES-KÖNNER THYMIAN

Bei Erkältungen und ihren Ausprägungen wie Bronchitis, Husten, Heiserkeit, aber auch bei Zahnfleischentzündungen greifen viele auf den Thymian zurück – wirkt er doch antibakteriell, antiviral, pilzabwehrend, entzündungshemmend, schleim- und krampflösend sowie schmerzlindernd. Laborversuche zeigen sogar, dass Thymol, einer der Hauptbestandteile von Thymianöl, zu den am stärksten antibakteriell und antiviral wirkenden Einzelkomponenten ätherischer Öle zählt. Durch

Thymol wird auch die Freigabe des Botenstoffs Noradrenalin unterdrückt und damit kommt es nachweislich zu einem schmerzlindernden Effekt. Doch der Thymian kann noch mehr: Er ist auch verdauungsfördernd und stimmungsaufhellend.

Auf manchen Krankenstationen versucht man heute, Sporen, Bakterien und Viren mithilfe des Thymians den Garaus zu machen – und das mit gutem Erfolg.

EIN TIPP VON DER JAZZ GITTI

Als ich bei einer Feier längere Zeit mit Martha Butbul, weithin als Jazz Gitti bekannt, plauderte, wurden wir natürlich auch „persönlich" – und landeten irgendwann bei unseren Wehwehchen bzw. bei denen unserer Liebsten. Ich erzählte vom Skiunfall eines Familienmitglieds und von der dadurch notwendig gewordenen Knieoperation. „Zeit für Topfenwickel!", meinte die liebe Gitti und hatte auch gleich einen praktischen Tipp parat: Mit Frischhaltefolie hält sich die Sauerei in Grenzen! Womit sie – ich hab's ausprobiert – natürlich recht hat! Seither fixiere ich, wenn's mir notwendig erscheint, Plastik muss nicht immer sein, den Topfenwickel mit Frischhaltefolie – was den Topfen, wie die Folie nun mal verspricht, frisch hält und das lästige Bröckeln und Bröseln verhindert. Und alles bleibt genau dort, wo es sein soll …

WARMER BRUSTWICKEL MIT TOPFEN

Auf der Brust wirken warme Topfenwickel entzündungshemmend und schleimlösend. Streichen Sie den Topfen fingerdick auf ein Tuch und verpacken Sie ihn dann. Bringen Sie das Paket auf Körpertemperatur, z. B. indem Sie es zwischen zwei Wärmeflaschen geben oder aber in den entsprechend (!) aufgeheizten Backofen. Legen Sie die warme Fracht schließlich auf die Brust, zwischen Haut und Topfen soll sich lediglich eine Schicht Stoff befinden, fixieren Sie das Ganze, wenn nötig, mit einem weiteren Tuch.

Ein warmer Topfenwickel kann, wenn er nicht zu sehr auskühlt, **mehrere Stunden am Körper bleiben.** Wird die Situation vom Patienten als unangenehm empfunden, sollte er abgenommen werden.

EINREIBUNG MIT SESAMÖL

Ein Tipp aus Indien: **Schmieren Sie abends mit kreisenden Bewegungen** Sesamöl auf die Brust. Das regt die Schleimproduktion an und die wiederum sorgt für eine verstärkte Abwanderung von Bakterien und Viren.

TEE

Unverzichtbarer Bestandteil einer Bronchitis-Kur ist warmer Tee. Die Wärme des Getränks überträgt sich auf die Atemwege und das sorgt zusammen mit der Flüssigkeit dafür, **dass der Schleim liquide bleibt.** Außerdem haben bestimmte Kräuter eine heilsame antientzündliche Wirkung. Am besten eignen sich Salbei-, Thymian-, Spitzwegerich-, Fenchel- und Eibischtee (siehe Erkältungsteesalon ab Seite 40).

KEIN ROTLICHT BEI AKUTER BRONCHITIS

Bei einer chronischen Bronchitis ist die Bestrahlung mit einer Rotlichtlampe eine gute Idee – für akute Infekte ist diese Methode jedoch nicht geeignet: Die Symptome können dadurch sogar schlimmer werden.

FIEBER

Essig

Sauer macht lustig – und cool: Verglichen mit Wasser hat Essig eine längere Verdunstungszeit und ist deswegen auch länger kühlend. Er ist ein sogenanntes Adstringens, also ein Mittel, das auf Haut und Schleimhäute zusammenziehend und deshalb entzündungshemmend wirkt. Zudem reguliert Essig den pH-Wert der Haut und unterstützt ihren Säureschutzmantel bei der Abwehr von Mikroorganismen.

All diese Effekte sind natürlich umso stärker, je mehr Essig im „Therapiewasser" steckt. Mit Fingerspitzengefühl können Sie die unten angegebene Menge ein bisschen abwandeln, übertreiben Sie es aber nicht.

Üblicherweise beträgt die Kerntemperatur des menschlichen Körpers rund 37 Grad Celsius (36,5 bis 37,4 Grad), unsere Organe fühlen sich dabei am wohlsten. Auch bei gesunden Menschen unterliegt sie täglichen Schwankungen: Nachts erfrischen wir uns im wahrsten Sinne des Wortes durch leicht niedrigere Innentemperaturen, nachmittags haben wir es gerne ein kleines bisschen wärmer und beim Sport mögen wir es mitunter sogar ziemlich heiß.

Eine zu hohe Körpertemperatur ist keine eigenständige Krankheit, sondern das Symptom verschiedenster Erkrankungen. Warum aber dreht unser Körper die innere Heizung manchmal so stark auf? Ganz einfach: Weil er Krankheitserreger richtiggehend abkochen will. Man sollte den Körper also machen lassen und nicht allzu früh in diesen Kampf einsteigen. Erst wenn das Fieber gewisse Dimensionen erreicht (siehe Kasten), ist eine Intervention angesagt – Hausmittel können hier sehr gute Dienste leisten.

Von Fieber spricht man erst, wenn ein bestimmter Grenzwert, nämlich 38,1 Grad Celsius, erreicht wird, die Stufe davor, also zwischen 37,5 und 38 Grad, nennt man erhöhte Temperatur.

WANN IST FIEBER GEFÄHRLICH?

Ob und wann man bei Fieber eingreifen sollte, hängt von der körperlichen Verfassung und vom Alter eines Patienten ab. Als ich in der Kinderambulanz gearbeitet habe, hieß der Grundsatz: Ein Kind, das nach drei Tagen noch fiebert, muss zur Kontrolle kommen. Dann haben wir an einem Blutstropfen getestet, ob es sich um einen bakteriellen Infekt handelt, und die Therapie bei Bedarf angepasst, aktiv wurden wir jedoch meist erst bei 38,5 Grad.

Aber niemand kennt Ihr Kind so gut wie Sie ... Ich denke, Eltern, die nicht generell zu hysterischem Verhalten neigen, können meist sehr gut entscheiden, wann Ihr Kind von einer Ärztin begutachtet werden soll. Bei über 40 Grad Fieber

ist es jedoch in jedem Fall Zeit, medizinische Hilfe zu suchen. Und für Erwachsene gilt: Ist das Fieber mit Hausmitteln und Medikamenten über einige Tage nicht in den Griff zu bekommen, dann bitte ab zu Onkel oder Tante Doktor!

Hausmittel kann man ab dem ersten Tag einsetzen, besonders wirkungsvoll zeigen sich die klassischen Essigpatscherl. Aber, wie gesagt, der Körper fiebert nicht einfach so, sondern weil er damit Eindringlinge abtöten will. Diese Möglichkeit sollte man ihm nicht gänzlich nehmen.

Mehr als 42,6 Grad Celsius sind für uns Menschen in der Regel tödlich, weil bei dieser Temperatur das Eiweiß im Körper gerinnt. Aber so weit lassen wir es sicher nicht kommen ...

„Kinder reagieren meist nicht sehr euphorisch auf kaltes Wasser, wenigstens meine nicht. Ich bin dazu übergegangen, lauwarmes Wasser zu verwenden, was der Akzeptanz durchaus gutgetan hat. Auch wenn sich die Freude über Essigpatscherl immer noch im Rahmen hält.“

ESSIGPATSCHERL (ESSIGSOCKEN) BZW. ESSIGWADENWICKEL

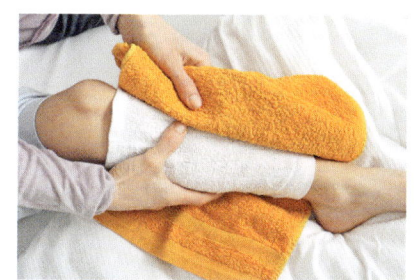

Patscherl- oder Socken-Variante: Geben Sie 2–3 EL Essig in 1 l kaltes Wasser. Tauchen Sie ein paar Wollsocken darin ein, wringen Sie die Socken aus und ziehen Sie sie über die warmen (!) Füße und, so weit es geht, über die Waden. Darüber kommen trockene Wollsocken und dann heißt's: Gut zudecken und ausruhen.

Wadenwickel-Variante: Geben Sie 2–3 EL Essig in 1 l kaltes Wasser. Weichen Sie zwei Baumwolltücher darin ein, wringen Sie diese aus und wickeln Sie sie um die warmen (!) Waden. Ziehen Sie trockene Socken über die Füße und wickeln Sie die Waden in trockene Baumwolltücher, legen Sie bei Bedarf ein gut saugendes Handtuch unter.

Bezüglich der Anwendungsdauer gibt es unterschiedliche Ansätze: Die Empfehlungen reichen von zehn bis zu 45 Minuten, ich wähle meist den goldenen Mittelweg. Danach werden die Patscherl oder Wickel erneuert, **manchmal gibt es bis zu vier Durchgänge hintereinander.** Bei Frösteln, kalter Haut und einem drastischen Temperaturabfall muss die Behandlung auf jeden Fall sofort beendet werden.

KALTER TOPFENWICKEL

In gekühlter Form wirkt Topfen u. a. fiebersenkend. Vergewissern Sie sich, dass der Patient nicht fröstelt oder kalte Füße hat, und **bereiten Sie einen Topfen-Brustwickel** wie auf Seite 45 beschrieben – nur in kalt. Ist der Topfen nicht mehr kühl genug oder bereits eingetrocknet, sollte der Wickel entfernt werden.

LINDENBLÜTENTEE

Versorgen Sie sich bzw. Ihre Patienten **mit einer dampfenden Portion** des schweißtreibenden Lindenblütentees (siehe Erkältungsteesalon ab Seite 40). Die Empfehlung lautet: Vor dem Einschlafen trinken und das Fieber gut zugedeckt – z. B. über Nacht – ausschwitzen.

ZURÜCK INS ELTERN-ALLTAGSWISSEN

Ich war sehr erstaunt, als ich während meiner Ausbildung auf einer Kinderstation merkte, dass viele Eltern nicht wussten, wie man die sogenannten Essigpatscherl oder -wadenwickel anwendet. Manche zeigten sich anfangs etwas zurückhaltend, letztendlich aber waren die meisten dankbar, wenn ich ihnen meine „chemiefreien" Tipps verriet. Inzwischen sind ein paar Jahre vergangen, ich habe jetzt selbst Kinder und sehe in meiner Umgebung, dass die alten Hausmittel „in Elternkreisen" wieder mehr und mehr gefragt sind – was mich als Verfechterin sanfter Heilmethoden (wo möglich!) natürlich sehr freut!

Übrigens: Auch Spitäler, die Wickel & Co lange Zeit aus den Krankenzimmern verbannt hatten, arbeiten inzwischen wieder damit. In Intensivstationen für Neugeborene werden etwa Lavendel-Herzauflagen zur Beruhigung der Allerkleinsten eingesetzt.

DAS EISKALTE HÄNDCHEN

Lassen Sie mich an dieser Stelle einen Schwenk von den hohen Temperaturen in die andere Richtung machen. Hände und Füße gelten als kritische Zonen hinsichtlich der Wärmeregulierung des Körpers. Das Blut fließt dort draußen weniger schnell und damit funktioniert die Heizung schlechter. Kommen dann noch niedrige Außentemperaturen dazu, reichen wir Frauen zur Begrüßung schon mal ein „eiskaltes Händchen". Wir leiden auch eher an Eisfüßen als an Schweißfüßen, viele von uns schlüpfen gerne mit dicken Socken ins Bett und das nicht nur im Winter. Grund für das mangelnde Feuer: Wir haben nicht so viel wärmende Muskelmasse wie Männer, oft einen niedrigen Blutdruck und sind eher hormonellen Schwankungen ausgesetzt.

Was wir dagegen tun können? Zuerst einmal unseren Lebensstil genauer unter die Lupe nehmen: Viele ungesunde Verhaltensweisen haben nämlich leider auch einen negativen Einfluss auf die Gefäßregulation. Der Erwärmung unserer Extremitäten zuträglich wäre prinzipiell Folgendes: sich ausgewogen ernähren, ausreichend schlafen, Bewegung machen, nicht rauchen, keinen bzw. sehr wenig Alkohol trinken, (Dauer-)Stress vermeiden ... Eigentlich eh ganz einfach, oder?

HALSSCHMERZEN, HEISERKEIT

Der Hals tut weh, das Schlucken ist beschwerlich und Sie bringen nicht mehr als ein Krächzen à la Tom Waits oder Rod Stewart heraus? Dann leiden Sie mit großer Wahrscheinlichkeit an entzündeten, ausgetrockneten oder angeschwollenen Schleimhäuten im Rachenraum. Dauern die Schmerzen mehrere Tage an oder verschlechtern sich die Beschwerden drastisch, sollten Sie einen Arzt aufsuchen. Ansonsten aber gilt: Her mit den Hausmitteln!

SCHWEIGEN

Um der Heiserkeit beizukommen und Ihre Stimmbänder zu schonen, sollten Sie ein paar Tage lang möglichst wenig reden – **auch flüstern ist nicht angesagt,** es strapaziert die Stimmlippen zusätzlich.

WASSER UND TEE

Gegen ausgetrocknete Schleimhäute hilft logischerweise vor allem eines: **Viel trinken.** Greifen Sie am besten zu lauwarmem Wasser und zwischendurch immer wieder zu einer Tasse Tee. Thymian-, Ingwer-, Salbei-, Spitzwegerich- oder Eibischtee empfehlen sich hier beispielsweise (siehe Erkältungsteesalon ab Seite 40). Wer an einer Halsentzündung laboriert und nicht gerne Tee trinkt, kann damit **natürlich auch gurgeln.**

KARTOFFELWICKEL

4–5 weich gekochte, heiße Knollen auf eine Stoffwindel oder ein Geschirrtuch legen, mit einer Gabel zerdrücken und das Tuch einschlagen. Die Kartoffeln können auch durch den Stoff bearbeitet werden, z. B. mit einem Fleischklopfer. Tuch um den Hals legen, mit einem Schal festbinden und **so lange wirken lassen, bis die Masse abgekühlt** ist oder bis es unangenehm wird.

Ein Wickel mit frisch gekochten Kartoffeln gibt lange und kontinuierlich Wärme ab, wirkt durchblutungsfördernd und krampflösend. Achtung: Prüfen Sie vor dem Anlegen unbedingt, ob das Kartoffelpüree „aushaltbar" temperiert ist!

APFELESSIGTRUNK

Mindestens 1 TL guten Apfelessig in ein Glas mit warmem Wasser einrühren.

Zweimal täglich getrunken, zeigt die saure Sache bestimmt Wirkung. Wer will, kann mit der Mischung auch gurgeln.

Apfelessig

Fast immer vorhanden und für vieles gut: Apfelessig ist in Sachen Halsschmerzen ein guter Dienstleister. Wegen seiner antimikrobiellen Wirkung bekämpft er etwa Kehlkopfentzündungen.

UBI APIS, IBI SALUS

....

Meine Mutter war immer eine Verfechterin der Naturheilkunde und sobald sich irgendein böser Keim oder Virus anmaßte, mich oder meine Geschwister zu plagen, spielte es „Hausmittel-Granada". Eine meiner Kindheitserinnerungen: Mama gibt mir einen Löffel mit einer gelben, harzigen, gummiartigen Masse, die ich gegen mein Halsweh kauen soll. Also, eine kulinarische Offenbarung war's nicht, aber es hat geholfen!

Jahre später fand ich heraus, womit Mama da zum Gegenangriff geblasen hatte: Propolis! Die Substanz wird von Bienen hergestellt, um den Stock abzudichten und sich gegen Eindringlinge und Feuchtigkeit zu wappnen – und damit erklärt sich auch ihr Name, der frei übersetzt „zum Schutze der Stadt" bedeutet.

Propolis besteht aus Baumharz, Wachs, Pollen und ätherischen Ölen. In den letzten Jahren wurden zahlreiche wissenschaftliche Studien darüber in Auftrag gegeben. Der gelbe Stoff soll bei Magengeschwüren sowie gegen Akne und Fieberblasen helfen, Zahnfleischentzündungen besser abheilen lassen sowie Erkältungen und alles, was dazugehört, eindämmen. Wie sagten schon die Römer: Wo Bienen sind, dort ist Gesundheit (womit die Überschrift übersetzt wäre). Seit einiger Zeit wird sogar diskutiert, ob der Propolisbestandteil Kaffeesäurephenethylester das Wachstum von Krebszellen einbremsen kann. Vielleicht ein Durchbruch in naher Zukunft? Tierversuche deuten jedenfalls in diese Richtung.

Sie sehen: Propolis ist eine gute Sache und immer einen Versuch wert: In Form von Tropfen, Kapseln, Tinkturen etc. gibt es sie in der Apotheke, in Naturkostläden oder beim Imker.

Bei dieser Gelegenheit: Danke, Mama, dass du nicht immer gleich mit einem Antibiotikum zur Stelle warst, sondern zuerst auf die nahezu unerschöpflichen Ressourcen der Naturheilmittel zurückgegriffen hast! Wobei ich als gelernte Schulmedizinerin absolut dankbar dafür bin, dass es für Härtefälle Antibiotika gibt!

HUSTEN

Wenn wir husten, wollen wir nichts anderes, als unsere Atemwege von Fremdkörpern bzw. Schleim und Krankheitserregern befreien – es ist ein vollkommen natürlicher Reflex und ein wichtiger Schutzmechanismus des Körpers.

Als Symptom von Erkältungskrankheiten wie Bronchitis kann Husten ziemlich lästig sein – sei es als trockener Reizhusten (der besonders!) oder als, wie man wenig gustiös sagt, Husten mit Auswurf (da geht wenigstens etwas weiter!). Entsprechende Helferlein aus der Hausmittelapotheke können sehr oft dafür sorgen, dass sich lösen kann, was mitunter ziemlich hartnäckig festsitzt. Und das macht uns die Tage leichter – vor allem aber die Nächte!

Haben Sie eine Ahnung, mit welcher Geschwindigkeit die Luft beim Husten ausgestoßen werden kann? Ich verrate es Ihnen (auf der nächsten Seite) ...

MAIWIPFERLSIRUP

Reinigen Sie ein halbes Kilogramm frischer Fichten- oder Tannentriebe von etwaigen Insekten und anderen Beigaben. Schlichten Sie diese dann abwechselnd mit Zucker in ein Einmachglas, die Wipferlschicht sollte jeweils doppelt so hoch sein wie die Zuckerschicht. Drücken Sie die Wipferl gut zusammen, bevor die Zuckerschicht darüberkommt. Schließen Sie mit dem Zucker ab. Verschließen Sie das Glas, decken Sie es mit einem Tuch zu und lassen Sie es an einem warmen, möglichst sonnigen Platz zwei Wochen ruhen. Seihen Sie den Sirup anschließend in dunkle Flaschen ab. Im Kühlschrank gelagert ist er etwa ein Jahr haltbar.

Bei Bedarf 1 TL des Sirups einnehmen bzw. den Hustentee damit süßen. Oder 2 EL Sirup in 100 ml warmer Milch auflösen.

RETTICHSIRUP

Schneiden Sie einen frischen schwarzen Rettich in Scheiben, bedecken Sie diese mit Honig und lassen Sie das Ganze über Nacht zugedeckt stehen. Seihen Sie den Sirup am nächsten Morgen ab und nehmen Sie ihn **in kleinen Dosen mehrmals täglich** ein.

Achtung: Wenn Sie an Magen-Darm-Entzündungen leiden, sollten Sie auf Rettich verzichten, denn er kann die Schleimhaut angreifen.

Fichten und Tannen

Wenn Fichten und Tannen wachsen, schicken sie eine ganze Reihe wertvoller Stoffe in ihre frischen Triebe: ätherische Öle, Harze, Tannine und sehr viel Vitamin C. Für uns Menschen haben sie damit ein wirkungsvolles Anti-Husten-Paket geschnürt, das die Keime an ihrer Entwicklung hemmt und den Abtransport von Schleim aus den Atemwegen fördert.

Der Rettich

Das in der Pflanze enthaltene ätherische Öl, Senfölglykoside und das Vitamin C wirken schleimlösend, antibakteriell und antiviral. Vor allem gegen trockenen Husten hat sich Sirup aus schwarzem Rettich als besonders wirkungsvoll erwiesen.

LÖSUNG:

↓

*Mit bis zu 480 km/h,
das hätten Sie nicht
geglaubt, stimmt's?*

ZWIEBELSIRUP

Bei Husten hat die Zwiebel mit ihrem ätherischen Öl eine schleimlösende, auswurffördernde und antibakterielle Wirkung. Würfeln Sie ein mittelgroßes Exemplar, bedecken Sie die Zwiebelwürfel dann mit Honig und lassen Sie das Ganze zugedeckt etwa eine Stunde ruhen. Seihen Sie die Flüssigkeit ab und nehmen Sie **mehrmals täglich 1 TL Zwiebelsirup** zu sich.

(KNOBLAUCH-)INHALATION

Aufgrund seiner umfassenden Wirkung ist Inhalieren **sowohl bei trockenem Husten als auch bei Husten mit Auswurf** zu empfehlen. Hacken Sie z. B. zwei Knoblauchzehen, geben Sie diese mit 1 TL Apfelessig in eine Schüssel mit heißem Wasser, rühren Sie die Mischung kräftig um – und schon steht dem Vergnügen nichts mehr im Weg.

Wer den Geruch der kleinen Stinker nicht so gerne mag, kann auch Zusätze wie ätherische Öle, Heilkräuter oder Salz wählen (siehe Seite 35). Husten, der als Symptom einer entzündlichen Atemwegserkrankung auftritt, kann mit antiseptischen Zusätzen gelindert werden. Um Entzündungen entgegenzuwirken, empfehlen sich Kamille oder Eukalyptus. Bei besonders festsitzendem Husten eignen sich schleimlösende Zusätze wie Anis, Fenchel und Thymian. Letzterer ist ein richtiger Allrounder und wirkt antibakteriell, schleimlösend und krampflösend zugleich.

WARME MILCH MIT HONIG

Süß und samtig weich soll sich die Honigmilch über die geschundenen Schleimhäute unserer Atemwege legen.

250 ml Milch in einem Topf bei geringer Hitze erwärmen, 1 EL Honig zugeben und unterrühren. Wenn die Milch handwarm ist, ist der Anti-Husten-Trunk fertig.

Das bekannte Hausmittel ist ein echter Klassiker bei leichten Atemwegsproblemen und trockenem Husten, sollte aber **eher abends genossen werden:** Der Honig sorgt für einen geregelten Insulinanstieg, wodurch die Aminosäure Tryptophan ins Gehirn gelangt – aus dieser Aminosäure wiederum entsteht u. a. das Schlafhormon Melatonin.

Leiden Sie an einem Husten mit Auswurf, ist der Genuss von Milch grundsätzlich nicht ratsam. Milch enthält nämlich Stoffe, die die Schleimproduktion anregen und Husten mit Auswurf verschlimmern können.

TEE

Als Hustentee haben sich Eibisch, Fenchel, Ingwer usw. bewährt (siehe Erkältungsteesalon ab Seite 40).

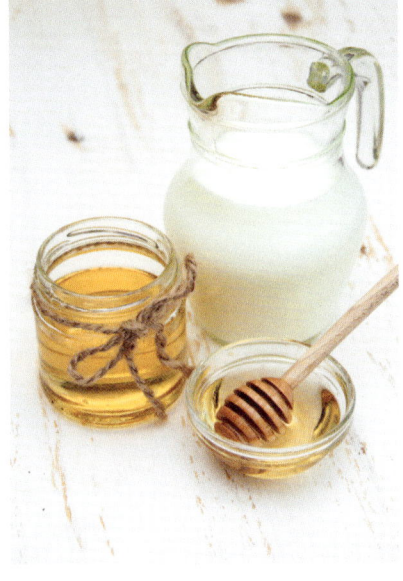

NASENNEBENHÖHLEN-ENTZÜNDUNG

Will der Schnupfen nicht weichen, kann es passieren, dass die angeschwollene Nasenschleimhaut die Nebenhöhlen verschließt. Ist der Sekretabfluss in den Nebenhöhlen dann blockiert, werden diese richtiggehend geflutet und zu einem wunderbaren Badeplatz für viele Bakterien …

Bemerkbar macht sich die sogenannte Sinusitis in erster Linie durch Druckschmerzen im Gesicht, oft tut sogar der ganze Kopf weh. Außerdem kommt es meist zu Fieber, Schnupfen und Abgeschlagenheit. Abgeklärt werden sollte ein Krankheitsverdacht bei der Ärztin. Achtung: Die gerne verwendeten abschwellenden Nasensprays sollten nie länger als sieben Tage angewendet werden, da sie süchtig machen können!

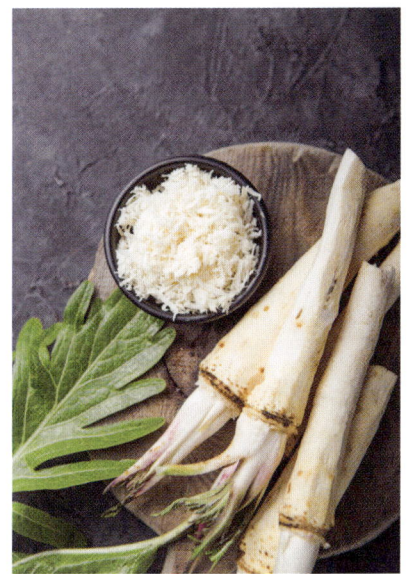

KRENAUFLAGE

Reiben Sie ein paar Zentimeter einer Krenwurzel und streichen Sie den Brei auf ein sauberes Baumwolltuch. Schlagen Sie das Tuch ein und legen Sie es in Nasen-, aber nicht in Augennähe auf – unbedingt aber dort, wo die Haut gesund ist, denn bei verletzten Stellen kann es zu Reizungen kommen. Fixieren Sie die Auflage gegebenenfalls mit einem weiteren Tuch oder legen Sie sich gemütlich hin und lassen Sie **die scharfen Dämpfe knapp fünf Minuten wirken.** Wenn Sie das gut vertragen haben, darf es beim nächsten Mal sogar bis zu zehn Minuten dauern. Ist die Haut nach der Behandlung gerötet, hilft z. B. eine Ringelblumensalbe (Rezept Seite 63).

KARTOFFELAUFLAGE

Sie sind auch für die Nebenhöhlen gut: Kartoffelauflagen regen die Durchblutung an, sind schmerzlindernd und tragen **zur Lösung des Schleims** bei, auch wenn dieser fest sitzt. Legen Sie ein bis zwei gekochte und noch warme Kartoffeln auf ein sauberes Tuch, zerquetschen Sie sie mit einer Gabel und schlagen Sie das Tuch ein. Platzieren Sie es wie bei der Krenauflage.

ZWIEBELINHALATION

Aufgrund ihrer abschwellenden Wirkung auf die Schleimhäute können Zwiebeln sehr viel dazu beitragen, dass sich die Nasennebenhöhlen wieder öffnen. Eine kleine Zwiebel reicht für eine „ordentliche" Inhalation. Schälen Sie das gute Stück und schneiden Sie es dann in kleine Teilchen. Geben Sie diese mit einer Tasse Wasser in einen kleinen Topf und lassen Sie das Ganze nach dem Aufkochen etwa fünf Minuten leicht sieden. Mit einem Handtuch über dem Kopf und geschlossenen Augen lässt sich der Dampf aus dieser „Zwiebelsuppe" so richtig inhalieren. **Die Anwendung sollte – bis die Nebenhöhlen wieder frei sind – täglich durchgeführt werden.**

FLÜSSIGKEIT

Trinken Sie ausreichend und greifen Sie dabei auch zum schleimlösenden und entzündungshemmenden Ingwertee (mehr Teevorschläge finden Sie im Erkältungsteesalon ab Seite 40).

·········· PERSÖNLICHES ··········

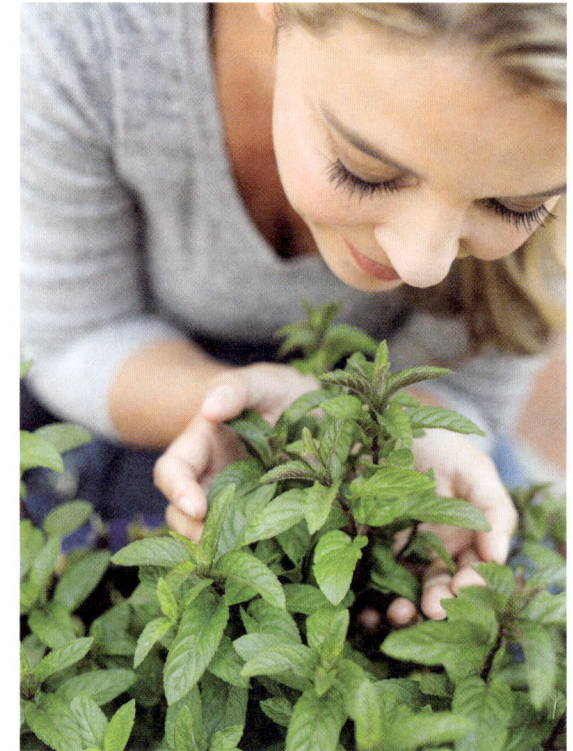

EINE KANNE PURER TEE

·····················

*Weil wir gerade beim Trinken sind:
Ich braue jeden Tag eine Kanne Kräutertee,
nicht nur zu Erkältungszeiten. Wir mögen
ihn am liebsten ganz pur ohne Zucker
oder Honig. Vorzugsweise greife ich zu
Pfefferminze, Zitronenmelisse & Co aus
dem eigenen Garten. Im Laufe des Tages
leeren wir die Kanne dann, wobei sämtliche
Familienmitglieder gerne mithelfen.
So haben die Kinder Abwechslung zum
reinen Wasser – und wir vergessen
nicht aufs Trinken.*

OHRENSCHMERZEN

Wer sie kennt, weiß, dass sie es in sich haben können: Ohrenschmerzen werden wie Zahnschmerzen oft als besonders qualvoll empfunden. Sie sind ein Symptom mit vielen möglichen Ursachen: Entzündungen der Ohren oder des Halses, Verletzungen, Zahn- und Kieferprobleme, aber auch zu viel Ohrenschmalz können hier eine Rolle spielen. Bei kleinen Kindern, die sich noch nicht richtig artikulieren, sind Zeichen, die auf eine mögliche Ohrenerkrankung hinweisen, ernst zu nehmen – zur echten Ursachenforschung sollte man sich, ob groß oder klein, auf jeden Fall in eine Arztpraxis begeben.

Begleitend zur ärztlichen Behandlung können Hausmittel bei Ohrenschmerzen gute Dienste leisten. Beachten Sie aber: Wer an einer Entzündung leidet, sollte nicht mit Hitzequellen wie beispielsweise einer Wärmflasche dagegen ankämpfen, denn direkte Wärme hat in diesem Fall eine kontraproduktive Wirkung. Und abgesehen davon sollte man mit heißen Wärmflaschen sowieso sehr vorsichtig sein, da sie zu richtig bösen Verbrennungen führen können.

ZWIEBELAUFLAGE

Schneiden Sie eine Zwiebel klein und geben Sie die Zwiebelstücke in ein Baumwollsäckchen oder wickeln Sie sie in ein Stofftaschentuch. Erwärmen Sie Ihr Päckchen über einem Wasserbad, legen Sie es anschließend auf das schmerzende Ohr und fixieren Sie die heilsame Auflage mit einem Schal, einem Stirnband oder einer Haube. **Zwei- bis dreimal täglich für zehn bis 15 Minuten** sind eine gute Frequenz und Dauer.

KNOBLAUCHOHRSTECKER

In diesem Fall brauchen Sie keine große Angst vor dem Knoblauchgeruch haben – na ja, ein kleines bisschen Respekt vielleicht schon, sehr weit ist es ja nicht bis zur Nase. Schälen Sie eine frische Knoblauchzehe, wickeln Sie den kleinen Stinker z. B. in ein Stück Küchenrolle und **stecken Sie das Mini-Paket – nicht zu tief – in Ihr schmerzendes Ohr.** Sie können auch Saft aus den Zehen pressen, ein kleines Tuch damit beträufeln und die Knoblauchwirkstoffe damit ins Ohr einbringen. Achtung: Knoblauchohrstecker sind nichts für Kinder!

Hände weg von Wattestäbchen, Ohrenkerzen & Co

Was unsere Ohren betrifft, habe ich zwei Anti-Hausmittel für Sie: Kennen Sie Menschen, die gerne mit Wattestäbchen oder sonstigen Gegenständen in ihren Ohrmuscheln herumstochern, weil sie damit überschüssiges Ohrenschmalz herausholen wollen? Machen Sie das gar selbst? Oder haben Sie schon gehört, dass manche Menschen ihre Ohren mit sogenannten Ohrenkerzen reinigen?

In beiden Fällen kann, nein, muss ich Ihnen, wie wohl die allermeisten Ärzte, nur eines raten: Tun Sie das nicht! HNO-Praxen werden immer wieder von Patientinnen aufgesucht, die sich und ihren Ohren mit derartigen Versuchen mehr geschadet als genützt haben.

Grundsätzlich reinigen sich unsere Ohren selbst. Sollten sie aber etwas zu viel Ohrenschmalz produzieren, was ja nicht sonderlich kleidsam ist: Mit warmem Wasser und einem sauberen Waschlappen können Sie dem gelben Zeug ganz sanft zu Leibe rücken. Und wenn Sie einmal im Jahr zur Ohrenärztin gehen, erledigt die den Rest.

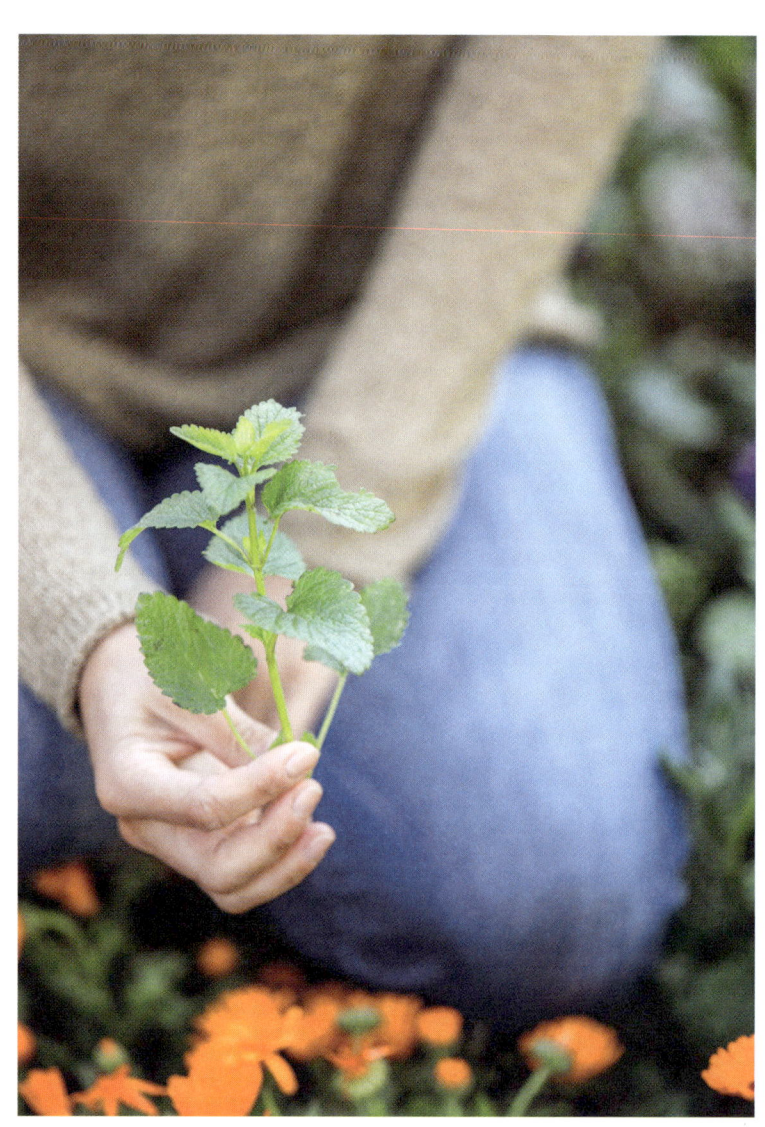

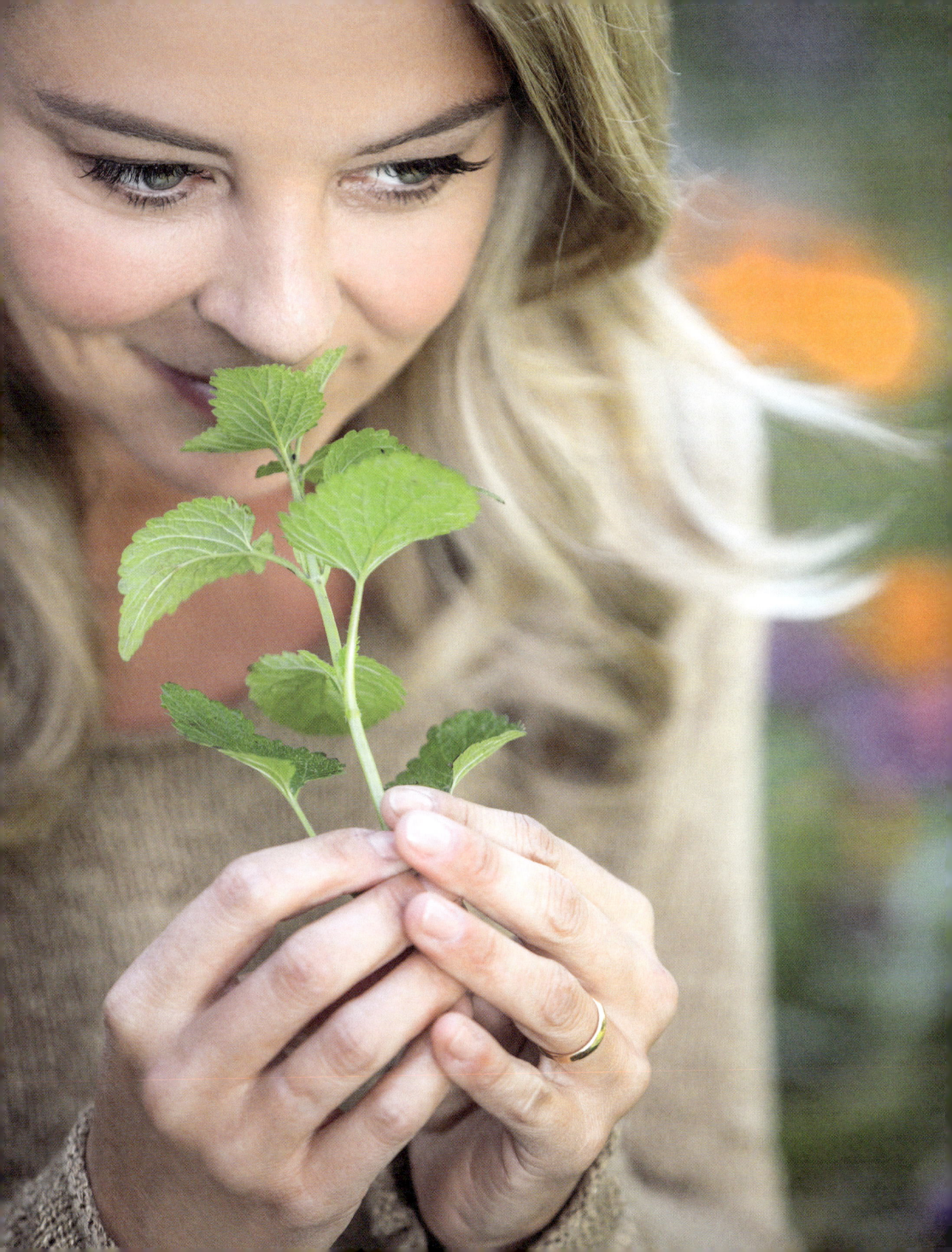

Haut, Haare, Nägel

AKNE, PICKEL

Die Ursachen dafür, dass die Haut zu viel Talg bildet und sich die Talgdrüsen entzünden, sind vielfältig, häufig sind jedoch die Hormone schuld: Während der Pubertät sind mehr als 80 Prozent aller Teenager von Akne betroffen, wobei die Intensität sehr unterschiedlich sein kann und der Leidensdruck gerade am oberen Ende der Skala mitunter sehr groß ist. Doch auch in anderen Zeiten hormoneller Umstellung, beispielsweise in der Schwangerschaft oder in den Wechseljahren, kommt es nicht selten zu Hautproblemen dieser Art.

In ihrer leichten Form ist Akne mit Hausmitteln oft gut in den Griff zu kriegen und auch einzelnen Pickeln geht es damit ganz gut an den Kragen. Sind die Hautprobleme jedoch sehr ausgeprägt, ist der Gang zum Arzt unvermeidlich.

APFELESSIG

Geben Sie 3 TL Wasser und 1 TL Apfelessig in ein kleines Schälchen, tunken Sie ein Wattepad ein und **betupfen Sie damit die betroffene Haut.** Lassen Sie den reinigenden Essig etwa zehn Minuten einziehen und waschen Sie ihn dann mit warmem Wasser ab. Tut die Anwendung Ihrer Haut gut, wiederholen Sie die Prozedur an ein paar aufeinanderfolgenden Tagen.

JOGHURT

Eine Maske mit Joghurt reinigt und beruhigt gerötete oder unreine Haut und verfeinert deshalb das Hautbild. Tragen Sie das Joghurt einmal wöchentlich für 20 Minuten auf. Wollen Sie die Wirkung verstärken, legen Sie ein feuchtes, warmes Handtuch übers Gesicht.

ALOE-VERA-GEL

Für dieses Gel ist keine lange Zubereitungszeit notwendig. Sie müssen nur eines der dicken Aloeblätter abschneiden und – sehr gut (!) – schälen. Das fertige Gel steckt im Inneren, verwenden Sie es für eine ganz **sanfte Einreibung** gegen Akne – mindestens eine Woche lang zweimal täglich.

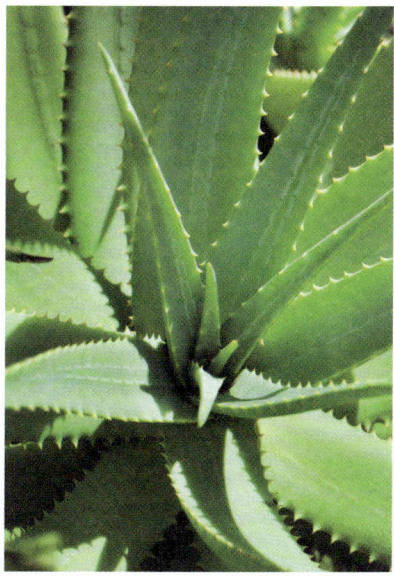

Die Aloe vera

Sie ist ein Hausmittel mit langer Tradition. In Saft und Gel der Pflanze steckt unter anderem der Wirkstoff Acemannan. Mehrere klinische Studien geben Hinweise darauf, dass dieses Polysaccharid bei entzündlichen Hauterkrankungen, Wunden, Verbrennungen, Sonnenbrand, Akne und Insektenstichen wirkt.

„Ich verwende den frischen Saft der Aloe auch für die Wundversorgung. Wenn Sie es mir gleichtun wollen: Holen Sie sich eine Aloe barbadensis bzw. Aloe capensis ins Haus. "

Der Sauerampfer

Auf unseren Wiesen wächst ein gutes Hautpflegemittel: der Sauerampfer. Vielleicht kauen auch Sie bei Wanderungen gerne die angenehm säuerlichen Blätter? Ja? Achten Sie darauf, nicht zu viel davon zu naschen, denn die Pflanze enthält die giftige Oxalsäure. Und passen Sie auf, nicht irrtümlich zum ähnlich aussehenden Aaronstab zu greifen, der ist nämlich um vieles giftiger! Sauerampfer hat jedenfalls eine antibakterielle Wirkung und wissenschaftliche Studien belegen, dass sein Einsatz bei Hauterkrankungen durchaus sinnvoll ist.

Die Zistrose

Das Mittelmeergeschöpf kann auf eine lange Heiltradition zurückblicken und erlebt heute eine echte Renaissance. Hervorzuheben ist in erster Linie sein Gehalt an Polyphenolen, die zu den sekundären Pflanzenstoffen zählen (siehe auch Seite 67). Das duftende Harz der Zistrose, das sogenannte Ladanum oder Labdanum, wird übrigens in der Parfümherstellung verwendet.

Teebaumblätter

Die Blätter des Australischen Teebaums verfügen über zahlreiche, dicht sitzende Öldrüsen. Das aus diesen Blättern gewonnene ätherische Teebaumöl wirkt entzündungshemmend und wundheilend und ist somit ideal gegen Pickel geeignet.

SAUERAMPFERTEE

1 EL frische, klein gehackte Sauerampferblätter und 250 ml Wasser in einen Topf geben, einmal aufkochen und dann fünf Minuten stehen lassen. Tauchen Sie einen Wattepad in die abgeseihte und ausgekühlte Flüssigkeit und **betupfen Sie damit gelegentlich die betroffenen Stellen.**

ZISTROSENTEE

1 TL des Krautes mit rund 200 ml kochendem Wasser übergießen und 15 Minuten ziehen lassen, dann abseihen. „Arbeiten" Sie **mit einem in Zistrosentee getränkten Wattepad** bis zu dreimal täglich an der Reinheit der Haut.

TEEBAUMÖL

Geben Sie ein paar Tropfen Öl auf ein Wattepad und **betupfen Sie damit die betroffenen Hautstellen.** Leidet man unter sehr empfindlicher oder trockener Haut, ist es besser, das Öl nach etwa einer Viertelstunde wieder abzuwaschen. Ein- bis zweimal täglich anwenden.

AN HÖCHSTER STELLE ENTSCHIEDEN

Ort des Geschehens: der Olymp. Handelnde „Personen": die griechischen Götter. Man trifft sich, um festzulegen, welchen Pflanzen welche Heilwirkungen zugeordnet werden sollen. Für die Zistrose wird wie folgt entschieden: Da die Blätter der Pflanze mit einem Harz überzogen sind, soll sie die Wunden verletzter Kämpfer heilen. Doch die Göttinnen erheben Einspruch: Eine Pflanze mit derart leuchtenden Blüten sei eher zur Schönheitspflege geeignet. Dann einigt man sich: Die Zistrose verspricht, beide Aufgaben zu erfüllen – und an diese Abmachung hält sie sich bis heute.

APHTHEN

Kaum hat man die Gabel mit dem knackigen Gemüse im Mund, spürt man einen brennenden Schmerz (nein, nicht weil man sich mit der Gabel gestochen oder in die Wange gebissen hat): Sie sind wieder da, diese offenen Stellen, die so wehtun können, dass man mitunter gar nichts mehr essen mag. Zu den Faktoren, die Aphthen begünstigen, zählen hormonelle Störungen, ein geschwächtes Immunsystem, Stress, psychische Belastungen oder ein Vitaminmangel. Bei gleichzeitigem Auftreten mehrerer Aphthen spricht man von Mundfäule (ja, es ist so grausig, wie es klingt …) – und kehrt diese häufig wieder, von einer chronisch rezidivierenden Aphthose. Betroffen sind sehr oft Kleinkinder, doch auch Erwachsene bleiben nicht verschont. Mit Hausmitteln kann man gegen die unangenehmen Beschwerden vorgehen.

SALZWASSER

Geben Sie 1 TL (Meer-)Salz in ein Glas lauwarmes Wasser, rühren Sie kräftig um – und schon haben Sie ein Mittel für eine **heilsame Mundspülung.** Das Salz reinigt, tötet Bakterien, hemmt Entzündungen und lindert – nachdem es zuerst brennt! – den Schmerz. Drei- bis viermal am Tag sollte gründlich gespült werden und das Salzwasser dabei ein paar Minuten im Mund bleiben, ehe es ausgespuckt wird (nicht schlucken!).

MEIDEN SIE BESTIMMTE NAHRUNGSMITTEL WIE

....

– (scharfe) Gewürze
– Saures, z. B. Zitrusfrüchte
– Fruchtsäfte und alkoholische Getränke
– Hartes, z. B. Zwieback

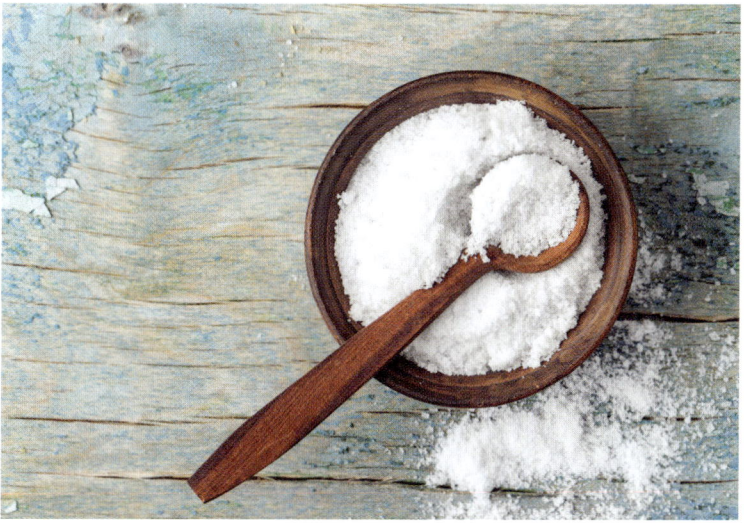

Wassermelone und Papaya

Als hilfreich bei Aphthen haben sich auch zwei Früchte erwiesen: Wassermelonen und Papayas enthalten Enzyme, die die Abheilung beschleunigen. Diese Enzyme, z. B. das Papain der Papaya, bauen Eiweißmoleküle ab und sorgen so dafür, dass Entzündungen zurückgehen und nebenbei auch ihre Folgen wie Schwellungen und Schmerzen.

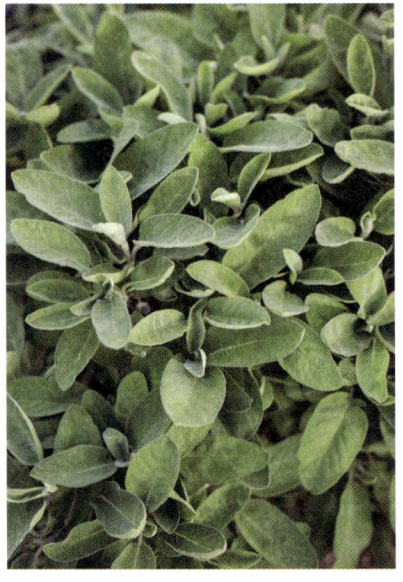

WASSERMELONEN- UND PAPAYASAFT

Spülen Sie den Mund mehrmals täglich für mindestens drei Minuten mit dem Saft der Wassermelone oder Papaya und schlucken Sie diesen dann. Wer mag, kann auch die Fruchtstücke langsam und gründlich kauen.

KORIANDERABSUD

1 TL Koriandersamen oder -blätter und 200 ml Wasser in einem kleinen Kochtopf zum Kochen bringen und dann abseihen. Leicht abkühlen lassen und **wie mit dem Salzwasser spülen.**

BACKPULVERPASTE

Backpulver ist basisch und hilft, den pH-Wert des Mundes wiederherzustellen. Rühren Sie aus 1 TL Backpulver und etwas Wasser eine Paste zusammen und tupfen Sie diese **mit einem Wattestäbchen** auf die Aphthen. Die entzündungshemmende und antibakterielle Anwendung braucht etwa 20 Minuten, um gut wirken zu können, und sollte bis zu dreimal täglich durchgeführt werden.

RETTICHSIRUP

Seine desinfizierenden und antibakteriellen Inhaltsstoffe machen den Rettichsirup (siehe Seite 51) zu einem guten Hausmittel gegen Aphthen. **Tupfen Sie** ihn vorsichtig auf die betroffenen Stellen.

SALBEIAUFGUSS

1 EL Salbeiblätter mit 150 ml kochendem Wasser übergießen, zehn Minuten ziehen lassen, abseihen und auskühlen lassen. Auch dieses **hervorragende „Spülmittel"** wird am besten drei- bis viermal täglich angewendet. Ein paar Minuten Einwirkzeit sind empfehlenswert.

BABYAKNE

Ein paar Tage bzw. Wochen nach der Geburt beginnt Ihr Baby plötzlich zu blühen: Ausgehend vom Gesicht breiten sich kleine rote Pickel mit gelber Mitte aus, die nach und nach körperabwärts wandern. Das Phänomen heißt Babyakne und ist – Sie können wirklich unbesorgt sein – nichts Schlimmes! Es tut nicht weh, juckt nicht und ist in den meisten Fällen innerhalb von zwei bis drei Monaten wieder verschwunden.

Schuld an den Pünktchen sind Hormone, die die Mutter in den letzten Monaten der Schwangerschaft bildet – sie bewirken viel Gutes, lassen aber leider die Talgdrüsen der kleinen Erdenbürger so stark arbeiten, dass sie verstopfen können. Bitte versuchen Sie auf keinen Fall, die Pickelchen auszudrücken! Sie könnten damit Ihrem Baby nicht nur wehtun, sondern auch Entzündungen hervorrufen.

Mit einer sanften Pflege ist Ihrem Zwerglein am besten geholfen – das gilt im Übrigen auch für die Säuglingsakne, die zwischen dem dritten und sechsten Lebensmonat auftritt und unbedingt von Kinderarzt oder Kinderärztin begutachtet werden sollte.

RINGELBLUMENSALBE

Dieser Hausmittel-Klassiker eignet sich üblicherweise sehr gut für **die Pflege der feinen Haut von Babys,** eine maßvolle Verwendung ist aber dennoch angeraten.

Um eine Ringelblumensalbe herzustellen, benötigen Sie zuerst einmal einen **Ölauszug.** Mit der Gut-Ding-braucht-Weile-Methode dauert das ein paar Wochen, mit der Schnell-fertig-aber-nicht-so-gehaltvoll-Variante geht das recht fix.

Ich bevorzuge erstere, weil ich die ganze Kraft der kleinen orangen Sommerkinder einfangen will – und das dauert eben.

Wenn Sie es mir gleichtun möchten, füllen Sie zu gegebener Zeit zwei Handvoll Ringelblumenblütenblätter (25 Buchstaben, wenn ich mich nicht verzählt habe) in ein Glas und übergießen Sie diese mit 250 ml kalt gepresstem Pflanzenöl, die Blütenblätter sollten zur Gänze mit Öl bedeckt sein. Lassen Sie den Ansatz etwa vier Wochen an einem dunklen, kühlen Ort stehen, schütteln Sie das Glas aber zwischendurch immer wieder, am besten ist's, wenn Sie jeden Tag daran denken. Durch ein Tuch oder feines Sieb gegossen und in eine dunkle, saubere Glasflasche gefüllt, ist das Ringelblumenblütenblätterpflanzenöl (35 Buchstaben) dann fertig für die Weiterverarbeitung.

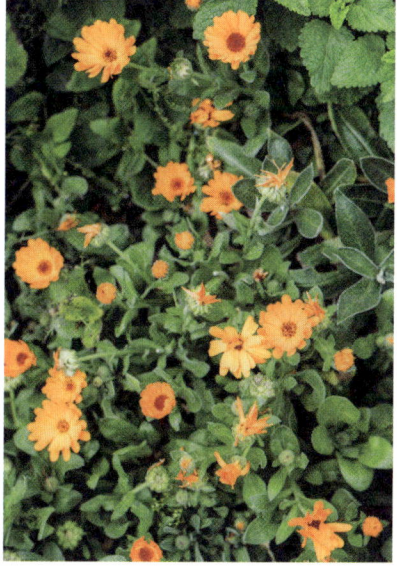

Die Ringelblume

Die Calendula officinalis enthält zahlreiche Stoffe, wie Saponine, Flavonoide, Carotinoide, Bitterstoffe und ätherisches Öl, die – und das ist nachgewiesen! – entzündungshemmend, wundheilungs- und durchblutungsfördernd, abschwellend sowie antibakteriell wirken. Medizinisch verwendet werden in erster Linie die Blüten der Pflanze. Offiziell anerkannt ist etwa ihre heilende Wirkung bei Entzündungen der Haut und Schleimhäute sowie bei leichten Biss-, Quetsch- und Brandwunden.

Ringelblumenprodukte sind grundsätzlich sehr hautverträglich und den meisten Menschen wärmstens zu empfehlen. Sehr empfindliche Haut kann aber unter Umständen sogar auf Ringelblumen reagieren.

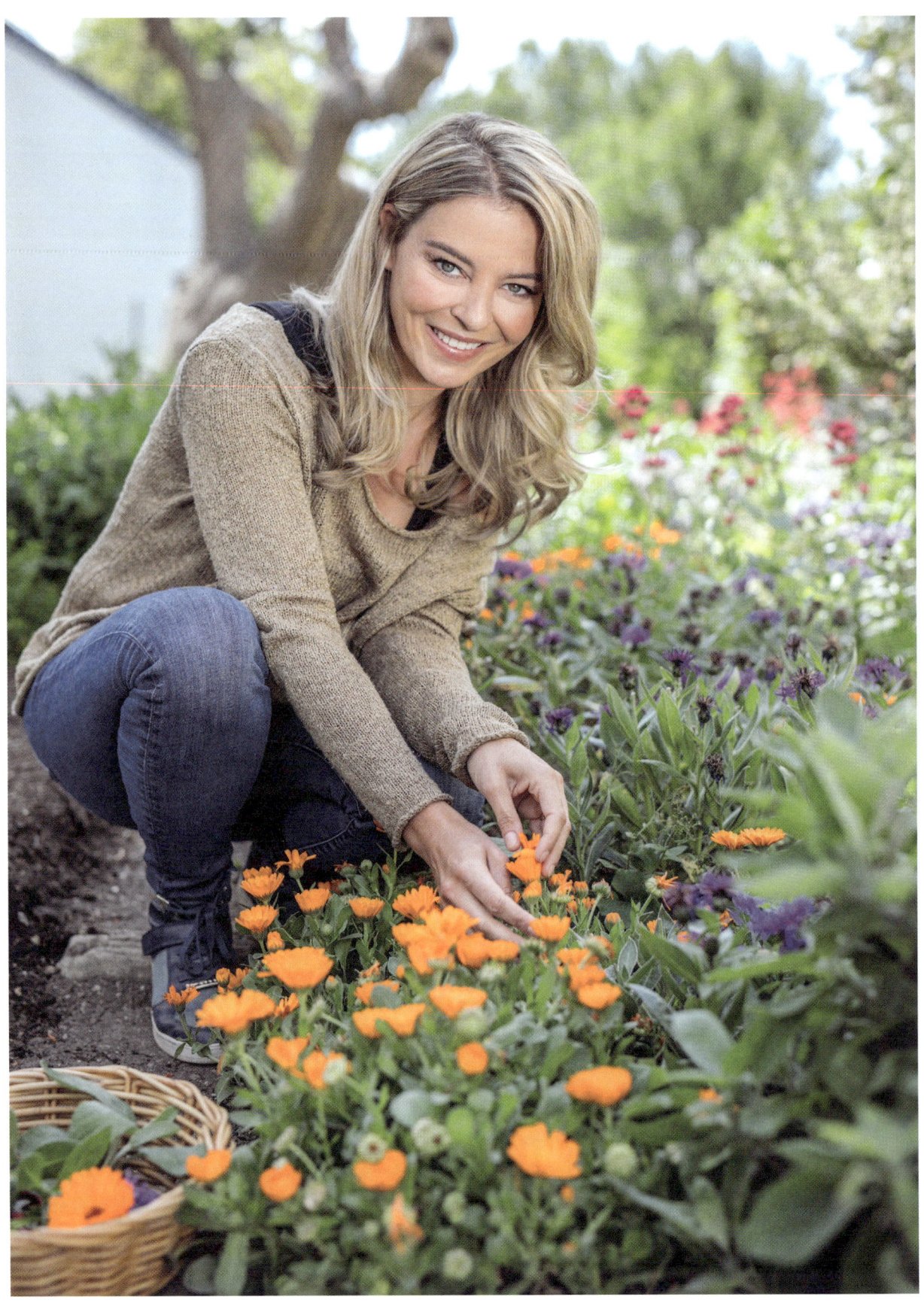

„Was ich besonders mag: meine eigenen Kräuter und Blumen verarbeiten. Die genügsamen Pflänzchen gedeihen fast überall – sogar im Blumenkisterl.“

Bei der schnellen Methode geben Sie die Ringelblumen mit dem Öl in einen kleinen Topf und stellen diesen vorsichtig in ein Wasserbad, d. h. in einen größeren wassergefüllten Topf auf dem Herd. Lassen Sie Ihr Blüten-Öl-Gemisch nun etwa eine halbe Stunde bei sanfter Wärme „arbeiten", seihen Sie es dann ab und gießen Sie es in eine dunkle Glasflasche, wenn Sie es nicht gleich weiterverwenden wollen.

So, und jetzt geht's ans **Salbenmachen** im engeren Sinn: Erwärmen Sie 200 ml des Öls im Wasserbad und geben Sie 25 g Bienenwachs (gibt es als Pastillen, Blättchen etc.) dazu, dieses wird bei etwa 62 Grad flüssig. Rühren Sie, bis sich das Wachs vollständig aufgelöst hat, und nehmen Sie den Topf dann vom Herd. Für eine schöne homogene Salbe sollten Sie noch etwas Zeit fürs Weiterrühren aufwenden, ehe Sie das selbst gemachte Hausmittel in kleine dunkle Schraubgläser umfüllen. Die Ringelblumensalbe hält sich etwa ein Jahr.

ALTE SALBENREZEPTE

Die Zubereitung von „hofeigenen" Ringelblumensalben nach überlieferten Rezepten gehörte früher zum Handwerk der Bäuerinnen. Als Salbengrundlage dienten dabei meist Schweineschmalz oder Butter. Wer nostalgisch veranlagt ist oder diese Varianten aus anderen Gründen ausprobieren will: Es spricht nichts dagegen. Beachten Sie nur, dass Schmalz und Butter die Salbe nur sehr begrenzt haltbar machen.

EXKURS
GEGEN VIELES IST EIN KRAUT GEWACHSEN

Hühnersuppe und Topfenwickel sind wahre Wundermittel – der größte Fundus in Sachen Hausmittel tut sich allerdings im Pflanzenreich auf. Schließlich braucht auch das Hendl Karotte, Zwiebel und Konsorten, um seine Kraft in der Hühnersuppe zu entfalten. Und der Topfen wäre ohne Tücher aus Baumwolle oder Leinen nur ein gewöhnliches Milchprodukt und keine feine Wickelzutat.

Die Geschichte der Pflanzenheilkunde hat schon viele Jahrtausende auf dem Buckel – wofür es durchaus Beweise gibt: In 50.000 Jahre altem Zahnmaterial wurden z. B. Spuren von Kamille und Schafgarbe gefunden. Man kann also getrost sagen, dass bereits unsere sehr frühen Vorfahren um die Kraft der Heilpflanzen wussten.

Um nur ein paar wichtige Eckpunkte der weiteren Erfolgsstory aufzuzählen: Im 5. Jahrhundert v. Chr. setzte Hippokrates, der berühmteste Arzt des Altertums, in seinen Behandlungen vor allem auf pflanzliche Drogen. Die mit Pflanzenzeichnungen bebilderte Materia Medica von Dioskorides entstand im ersten nachchristlichen Jahrhundert und galt etwa 1.500 Jahre lang als medizinisches Standardwerk. Galen (etwa 131–200 n. Chr.) begründete die Lehre von der Zubereitung der Arzneimittel. Im Mittelalter setzten Hildegard von Bingen und später Paracelsus den Erfolgskurs der Phytotherapie fort und verfeinerten Rezepte und Behandlungen. Auch in der Volksheilkunde wurde das Wissen um heilende Kräuter, Rinden und Wurzeln von Generation zu Generation weitergegeben, vielfach von Frauen – nicht umsonst gibt es den Ausdruck Kräuterhexe.

Das Ganze
Was die Naturheilkunde mit Pflanzen so besonders macht, ist die Tatsache, dass hier keine aus dem Ganzen gelösten einzelnen Stoffe verwendet werden, sondern nur die gesamten Pflanzen bzw. Pflanzenteile wie Blüten, Stängel, Blätter, Wurzeln, Rinden oder Samen, die genau in dieser Gesamtheit wirken. Jede Pflanze trägt also unterschiedlichste Inhaltsstoffe in sich, die je nach Wirkung bei verschiedenen Leiden eingesetzt werden können.

Viele dieser Stoffe kann man bereits beim Namen nennen, von einer ganzen Reihe weiß man inzwischen auch, was sie bewirken. Ein klinischer Nachweis ist allerdings schwierig: Eigentlich wären für jeden Inhaltsstoff im Extrakt und auch für das Gesamtgemisch kontrollierte Studien erforderlich, was aber wirtschaftlich nicht machbar ist. Laut WHO werden derzeit etwa 30 Prozent aller Pflanzen weltweit in der Medizin eingesetzt, da ist also noch genügend Luft nach oben – und hoffentlich in Zukunft mehr Geld für die Forschung da: Je besser wir uns in der Welt der Heilkräuter und Naturapotheke auskennen, desto besser können wir ihre Stärken nutzen.

„Althergebrachtes Wissen mit den Erkenntnissen der modernen Schulmedizin zu kombinieren, das ist für mich als Pflanzenliebhaberin und Ärztin die hohe Kunst der Heilkunde."

PHYTOTHERAPIE –
GESETZLICH ANERKANNT

Unter Phytotherapie versteht man die Behandlung und Vorbeugung von Krankheiten und Befindlichkeitsstörungen durch Pflanzen oder Pflanzenbestandteile und deren Zubereitungen (Pulver, Tee, Extrakt, Tinktur etc.). Nach einer Zeit, in der sie beinahe in Vergessenheit geraten wäre, ist sie zunehmend wieder im Kommen: Viele Menschen suchen therapeutische Hilfe abseits der oder zusätzlich zur Schulmedizin. Dabei ist aber nicht zu übersehen, dass die Phytotherapie eine gesetzlich anerkannte medikamentöse Therapiemaßnahme darstellt. Sie unterliegt daher den gleichen Qualitätsanforderungen wie chemisch-synthetische Arzneimittel.

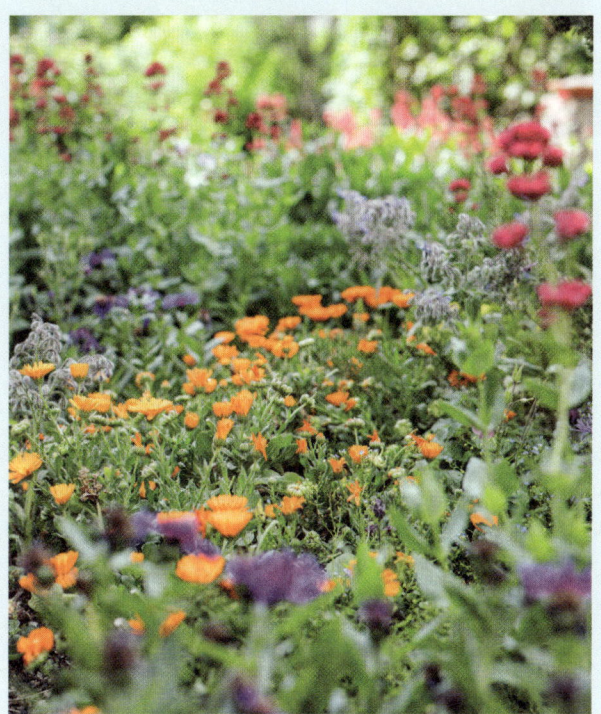

DIE STOFFE AUS DER ZWEITEN REIHE

Sekundäre Pflanzenstoffe tragen zwar nicht zum primären Stoffwechsel einer Pflanze bei, sondern sorgen „auf einer zweiten Ebene" dafür, dass die Pflanze gut überlebt und sich entsprechend fortpflanzen kann: Sie wehren Fressfeinde ab, weil sie z. B. für den bitteren Geschmack verantwortlich sind, sie ziehen Bienen und andere Insekten an, weil sie den Garten der Natur in den schönsten Farben leuchten lassen, sie locken hungrige Mäuler, weil sie so aromatisch duften … und das Beste: Sie helfen auch uns Menschen! Die Senfölglykoside (Glucosinolate) im Rettich etwa hemmen das Bakterienwachstum, die Carotinoide in der Karotte sollen das Krebsrisiko senken und das Lycopin in der Tomate die Abwehrkraft des Körpers stärken. Es geht also nicht nur die Liebe, sondern auch die Gesundheit durch den Magen! Vielleicht können die guten „Zweiten" aber noch viel mehr, wir werden sehen, was die entsprechenden Forschungen in Zukunft ergeben.

Aktuell empfiehlt die Deutsche Gesellschaft für Ernährung e. V. (DGE) einen hohen Verzehr von Gemüse und Obst einschließlich Hülsenfrüchten und Nüssen sowie Vollkornprodukten, um eine gute Versorgung mit sekundären Pflanzenstoffen sicherzustellen. Und das entspricht auch einer ausgewogenen und gesunden Ernährung!

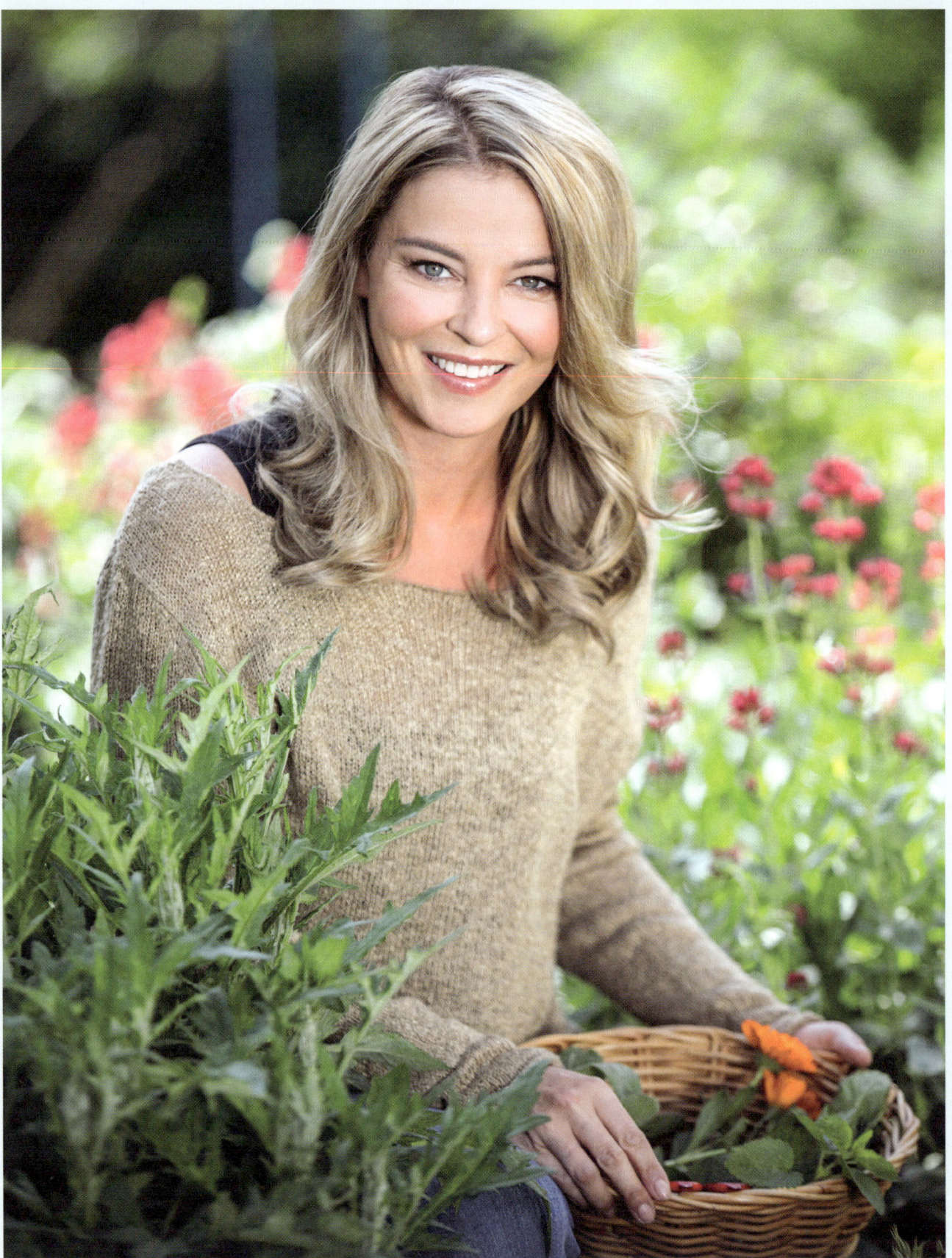

WO ES DIE BESTEN ZUTATEN FÜR IHRE HAUSAPOTHEKE GIBT

IN APOTHEKEN, DROGERIEN, REFORMHÄUSERN

In Apotheken finden Sie Heil- und Gewürzpflanzen in Arzneimittelqualität. Diese müssen einen festgelegten Mindestanteil wirksamer Stoffe enthalten und frei von Verunreinigungen und Rückständen sein. Auch in guten Drogerien und Reformhäusern finden Sie entsprechende Qualität.

IM EIGENEN PARADIES

Haben Sie einen grünen Daumen? Und ein Stückchen Erde zum Bepflanzen? Wie wäre es – sollten Sie noch keinen haben – mit einem (Kräuter-)Garten? Die Zutaten für seine Hausmittelapotheke selbst zu ziehen, ist eine große Freude – ich spreche da aus Erfahrung.

IM GROSSEN WILDEN GARTEN

Heilkräftige Pflanzen wachsen – natürlich! – auch da draußen: im großen wilden Garten der Natur. Wer sich auf die Suche machen will, nur zu!

LUFT, GEZWITSCHER UND BEWEGUNG

....

Natürlich, was die Menge der Wirkstoffe anbelangt, wissen wir bei Kräutlein & Co aus Wald und Flur nicht in gleichem Maß Bescheid wie etwa bei Apothekenware mit ihren festgelegten Standards. Möglicherweise steckt in unserer Beute weniger drinnen – aber dafür tragen frische Luft, Vogelgezwitscher und Bewegung, vielleicht sogar in Gesellschaft, eine ganze Menge zu Gesundheit und Wohlbefinden bei.

Ein bisschen Vorbereitung

Machen Sie sich damit vertraut, was dort wächst, wo sie suchen und hoffentlich finden werden. Erkundigen Sie sich, was davon gepflückt werden darf, und bringen Sie vor allem in Erfahrung, wie die Objekte Ihrer Begierde genau aussehen. Verwechslungen können mitunter schlimme Konsequenzen haben! Ein Pflanzenbestimmungsbuch in der Tasche kann da sehr dienlich sein, auch gibt es inzwischen einschlägige Apps.

Wann ist es Zeit für eine Pflanzenpirsch?

– Morgens oder am frühen Vormittag: Kräuter, die voller ätherischer Öle stecken, werden am besten geerntet, sobald der Tau abgetrocknet ist, sonst holt sich die Sonne das flüchtige Öl.
– Am späteren Vormittag oder zur Mittagsstunde (eines Sonnentages, der auf Sonnentage folgt!): Für eine Blütenernte ist es Zeit, sobald sich die Blüten geöffnet haben.
– Fast immer: Krautiges Grün hat zu jeder Stund' und bei nahezu jedem Wetter Saison, nur bei großer Trockenheit nicht.

Haben Sie alles dabei?

– Einen weiten Korb?
– Eine Schere und ein gutes Messer?
– Falls es einer Wurzel an den Kragen gehen soll: einen kleinen Spaten?
– Gartenhandschuhe?
– Ein Geschirrtuch?
– Kleine Plastikbeutel mit feuchten Tüchern?
– Eine Küchenrolle?

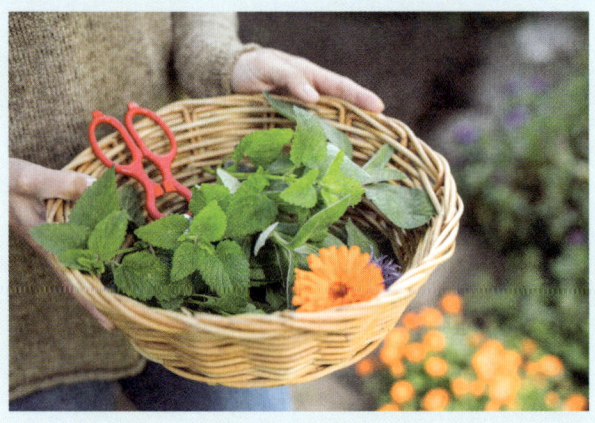

PFLANZEN VERARBEITEN

Wollen Sie frische Blätter, Blüten oder Wurzeln verarbeiten, dann tun Sie das möglichst gleich nach der Ernte. Einige Stunden oder sogar Tage kann manche Pflanze auch im Kühlschrank gelagert werden – bedenken Sie jedoch, dass dabei immer Wirkstoffe verloren gehen.

Trocknen lassen sich Pflanzen in kleinen (!) Sträußen, die kopfüber an einem schattigen und luftigen Ort baumeln. Das dauert unterschiedlich lange – zerreiben Sie einfach immer wieder einmal ein paar Kräuter zwischen den Fingern, um zu testen, wie reif sie bereits sind: Wenn's knistert, sind sie „fertig". Ein Tipp: Die Pflanzensträußchen zum Aufhängen in ein Papiersackerl stecken, so werden auch Samen und Blüten aufgefangen. Alternativ können Sie die Pflanzenteile auf Papier nicht zu dicht nebeneinander auflegen und im luftigen Schatten trocknen lassen.

Dörrgerät und Backofen (bei niedriger Temperatur und leicht geöffneter Tür) sind ebenfalls geeignet. Verwenden Sie diese Methoden aber nicht für duftende Pflanzen, sondern vor allem für Wurzeln, Früchte und Samen.

Bewahren Sie Ihre Schätze dann in luftdichten Gefäßen oder in Papiersäckchen auf, auf jeden Fall aber dunkel und trocken. Als Leitlinie gilt: Je höher der Gehalt an ätherischen Ölen, desto kürzer ist die Haltbarkeit. Im Schnitt haben Sie aber etwa ein bis zwei Jahre Zugriff auf die wertvollen Bestandteile Ihrer Pflanzenschätze. Vergessen Sie nicht, die Säckchen zu beschriften und zu datieren, sonst war die ganze Mühe möglicherweise umsonst!

Ab in den Korb!

Transportieren Sie Ihre Findlinge am besten in einem Korb. Wollen Sie die Ernte später frisch verarbeiten, so decken Sie die fragile Fracht an sonnigen Tagen mit einem Leinen- oder Geschirrtuch ab. Sehr zarte Pflänzlein lassen sich auch in kleinen Plastikbeuteln verstauen: Präparieren Sie dafür Tiefkühlbeutel mit einem feuchten Tuch bzw. einer angefeuchteten Küchenrolle, geben Sie das Sammelgut hinein, blasen Sie den Beutel auf und verschließen Sie ihn z. B. mit einer Gefrierklammer. Pflanzen, die getrocknet werden sollen, wickeln oder legen Sie am besten in mitgebrachtes Papier (Küchenrolle) oder ev. in Stoffsäcke.

Stehen lassen!

Nicht zugreifen sollten Sie – logischerweise – bei Pflanzen, die an Straßen- oder Ackerrändern bzw. in der Nähe von Fabriken wachsen oder auf Hundewiesen o. Ä. gedeihen (Schadstoff- und „sonstige" Belastung!). Machen Sie auch einen Bogen um offensichtlich kranke Pflanzen und um geschützte Pflanzen bzw. solche, die in Naturschutzgebieten wachsen.

Achtsam sein!

Legen Sie sich lediglich einen kleinen Hausmittelvorrat an – und nehmen Sie nur so viele Gaben der Natur mit nach Hause, wie Sie dafür wirklich brauchen.

Rauben Sie einen Standort nicht aus! Eine Tanne oder Fichte bleibt durch den Verlust von wenigen Wipferln nahezu unbeschadet, nicht aber, wenn man ihr ein ganzes Kilo rupft. Machen Sie nichts kaputt!

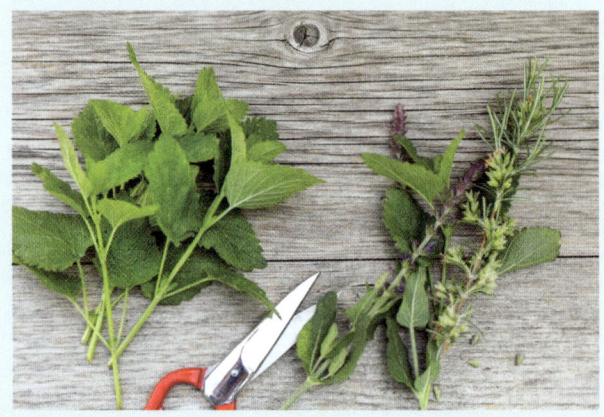

GESUNDHEIT ANPFLANZEN

Ich hatte das Glück, in einem Haus mit Garten groß zu werden. Schon sehr früh habe ich mich für alles, was dort wuchs, interessiert – wohl auch, weil ich mich von Mamas und Papas Pflanzenbegeisterung anstecken ließ.

Der wunderbare Garten, den meine Eltern geschaffen haben, war mein Kindheitsparadies und wurde später auch zum Maßstab: Ich wollte, dass mein Bauerngarten auf 1.000 Metern Seehöhe im Pongau genauso schön wird. Wobei mir auch klar war, dass ich noch mehr Augenmerk auf Heilpflanzen legen wollte. Nun wachsen in meinem Reich Tagetes und Ringelblumen neben Johanniskraut, Verbenen und Baldrian. Jedes Jahr probiere ich neue Pflanzen aus und schaue, welche davon den doch sehr harten Winter hier in den Bergen überleben. Die Natur hat ja ihren eigenen Kopf, aber ich muss sagen, ich wurde selten enttäuscht.

Ein richtiger Fan bin ich von der Kapuzinerkresse. Nicht nur, dass sie eine wahre Augenweide und äußerst unkompliziert ist, sie ist auch gesund und ziert jeden Salat. Aus den Knospen kann man ganz einfach Kapern herstellen und das macht nicht nur mir, sondern auch den Kindern Freude. Letztes Jahr hat mein Großer zu Weihnachten übrigens selbst gemachtes Kräuterolivenöl mit den Schätzen aus unserem Kräutergarten verschenkt und war sehr stolz darauf!

Und weil wir gerade bei den Kleinen sind: Bei manchen Pflanzen ist es besser, Zurückhaltung an den Tag zu legen, so schön sie auch sein mögen – ich denke da z. B. an den Eisen- und an den Fingerhut. Beide sind sehr giftig und gehören neben vielen anderen Pflanzen nicht in einen Garten, in dem auch Kinder spielen.

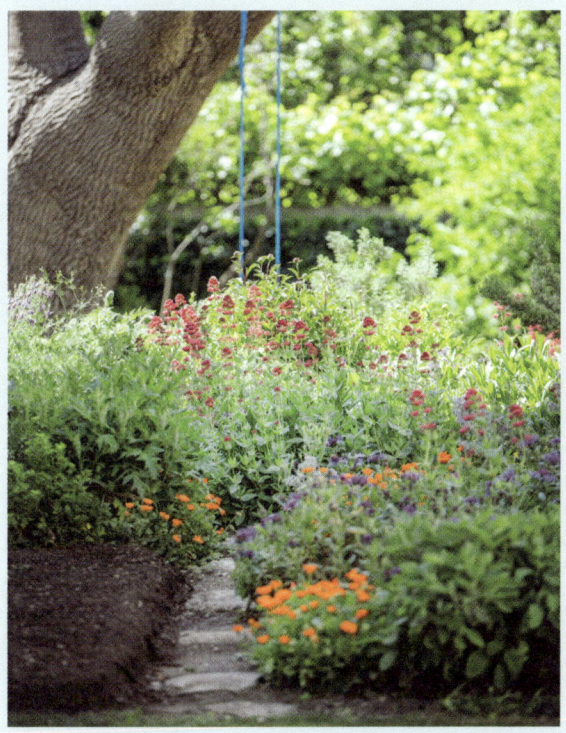

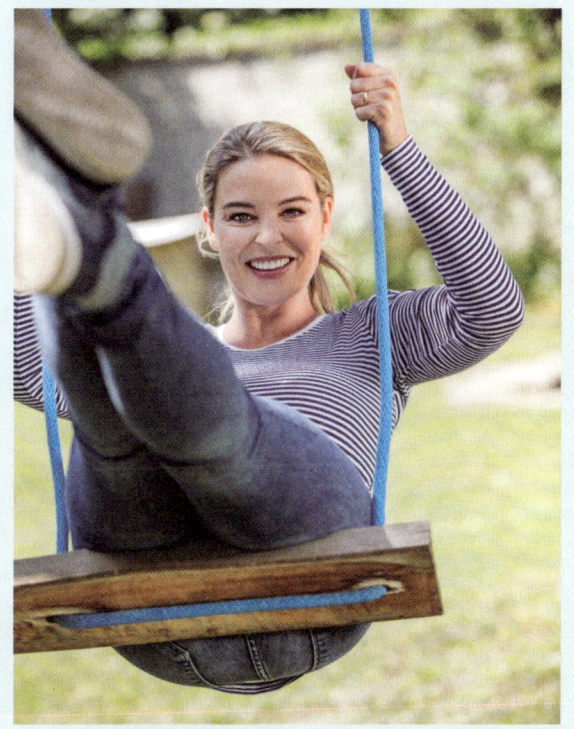

BRÜCHIGE NÄGEL, NAGELVERFÄRBUNGEN

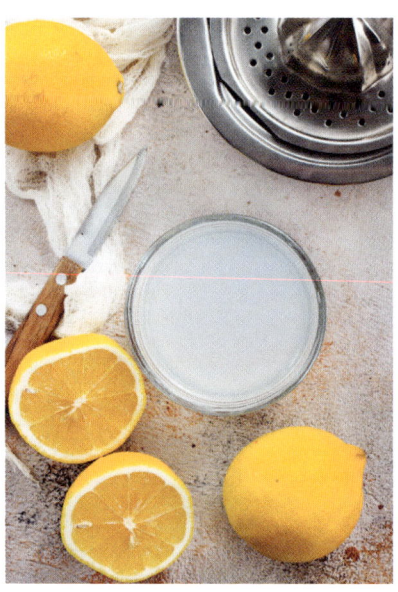

Unsere Hände sind Visitenkarten, die mitunter mehr aussagen als jene mit Titel und Namen drauf. Wir Frauen schauen bei Männern ja – ich weiß das von mir selbst – stets auf die Hände und entscheiden erst dann, ob wir unser Gegenüber näher kennen lernen und uns unter Umständen auch anderen Körperzonen widmen wollen!

Ein bestimmendes Element unserer Hände sind unsere Fingernägel. Schön und gesund sollen sie sein – und das ist gar nicht so leicht angesichts einer ganzen Armada von Widersachern. Ob Stress, ungesunde (Fastfood-)Ernährung, aggressive Putzmittel oder auch Hautkrankheiten bzw. ein Ungleichgewicht im Hormonsystem: Es gibt viele Gründe dafür, dass Nägel dünn, rissig und brüchig werden oder gar eine andere Farbe annehmen. Da ist es doch wunderbar, dass es Hausmittelchen gibt, die selbst bei wenig herzeigbaren Nägeln Wunder wirken und diese zu wahren Musterexemplaren ihrer Spezies machen.

ZITRONENSAFT

Vor allem Raucher leiden oft unter unschönen gelblichen Nagelverfärbungen – und die gehen irgendwie gar nicht. Hier kann frisch gepresster Zitronensaft helfen und die hässlichen „Randerscheinungen" als natürliches Bleichmittel wegfegen wie nichts.

Einfach eine Tasse zur Hälfte mit frischem Zitronensaft füllen und **die Nägel eine Viertelstunde darin einweichen.** Anschließend die Verfärbungen mit einer weichen Zahnbürste vorsichtig abreiben und die Hände mit lauwarmem Wasser abspülen und eincremen. Wiederholt werden sollte die Anwendung zweimal täglich und so lange, bis die Hände wieder herzeigbar sind – vielleicht können Sie bei dieser Gelegenheit gleich einen guten Vorsatz in die Tat umsetzen: Nicht mehr rauchen (als Ärztin muss und will ich das sagen)!

MANDEL- ODER NACHTKERZENÖLBAD

Gönnen Sie Ihren Händen ein- bis zweimal wöchentlich ein **feines Ölbad:** Füllen Sie ein kleines Schälchen mit lauwarmem Mandel- oder Nachtkerzenöl und baden Sie Ihre Nägel etwa eine Viertelstunde darin. Wer mag, kann dem Öl ein bisschen Honig beifügen. Massieren Sie zudem abends ein paar Tropfen Öl in Nägel und Nagelhaut ein.

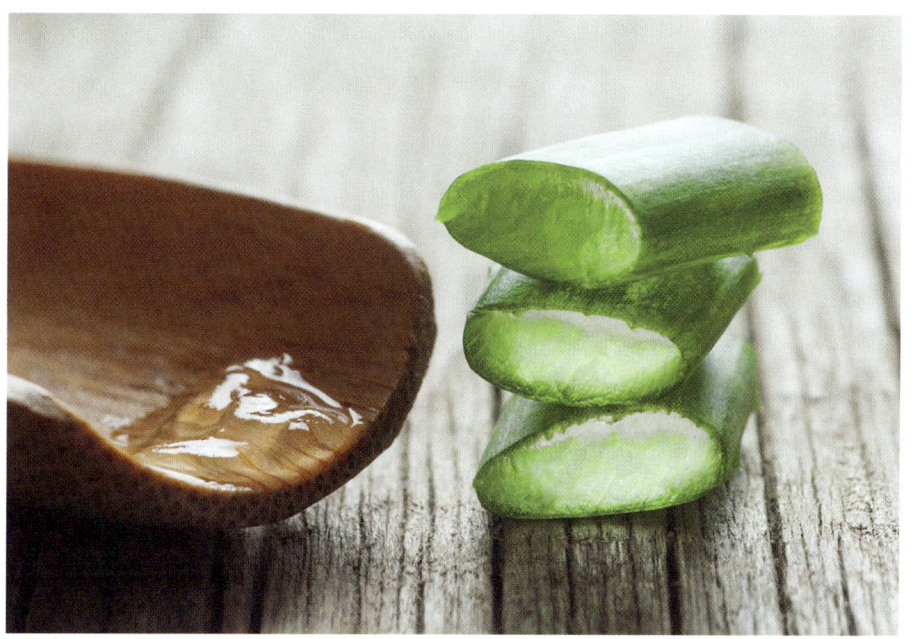

ALOE-VERA-GEL

Sie gilt als echter Hautfreund: Die Aloe ist für ihre heilende Wirkung bekannt (siehe Seite 59) und stärkt auch die Nägel. Mischen Sie das Gel mit etwas Mandelöl und **massieren Sie Fingernägel und Nagelhaut regelmäßig damit.**

„Das nennt man altbewährt: Schon Nofretete und Kleopatra verwendeten den Saft der Aloe vera für die Schönheitspflege.“

BIOTIN UND KIESELERDE

Möchten Sie Nahrungsergänzungsmittel wie reines Biotin zu sich nehmen, beraten Sie sich vorher am besten mit Ihrem Hausarzt. Die Wirkung von Kieselerde, die gerne bei Problemen mit Haut, Haar und Nägeln „geschluckt" wird, ist übrigens nicht belegbar. Manche raten hier sogar explizit vom Konsum ab, da unser Körper eine etwaige Mineralien-Überdosierung nicht gut bewältigen kann.

EKZEME

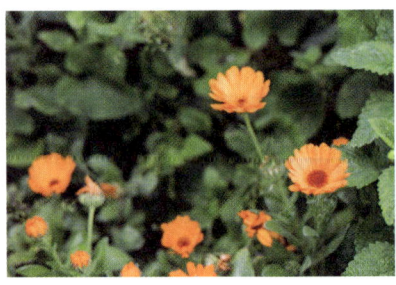

Ein Ekzem ist eine nicht ansteckende Entzündung der Haut. Es kann, wie die Neurodermitis, genetisch bedingt sein oder durch äußere Einflüsse, z. B. durch den Kontakt mit chemischen bzw. allergieauslösenden Stoffen, entstehen. Letztere Variante nennt man exogenes Ekzem – mit Hausmitteln kann man üblicherweise recht viel dagegen ausrichten.

Als Erstmaßnahme gilt es jedoch, den Kontakt mit dem auslösenden Stoff zu vermeiden – wenn man diesen Stoff denn kennt. Wenn nicht, dann heißt es aufmerksam beobachten, was einem da so nahegeht …

RINGELBLUMENSALBE

Fein, wenn Sie diesen Allrounder in Sachen Haut schon zusammengerührt haben (Rezept siehe Seite 63)! Die Ringelblumensalbe wirkt grundsätzlich beruhigend auf die Haut und ist auch bei Ekzemen sehr hilfreich. **Schmieren Sie die betroffene Hautstelle regelmäßig damit ein.**

HAFERFLOCKENBAD

Sie gelten als heimisches Superfood: Haferflocken sind aber nicht nur zum Verzehr geeignet. Füllen Sie einen Waschlappen oder eine Socke damit und binden Sie diesen/diese so an den Wasserhahn, dass das Wasser beim Einlaufen in die Badewanne durchfließt. **Gönnen Sie sich ein entspannendes hautfreundliches Vollbad,** während die entzündungshemmenden und juckreizmildernden Inhaltsstoffe des Hafers ihre heilsame Arbeit verrichten.

HAFERFLOCKENBREI

Verrühren Sie die Flocken mit etwas Wasser zu einem Brei und **tragen Sie diesen auf die Haut auf.** Dies lindert den Juckreiz und wirkt zudem entzündungshemmend.

GURKENSCHEIBEN

Wir kennen alle dieses Bild – vielleicht sogar aus dem Spiegel: Grünes, in Scheiben geschnittenes Gemüse, das auf Wangen und Stirn klebt … Aber Gurkenscheiben passen nicht nur ins Gesicht. Die beliebten Feuchtigkeitsspender sind ob ihrer entzündungshemmenden Wirkung eine gute Kur bei Ekzemen. **Auf die betroffenen Hautstellen aufgelegt,** lindern sie auch den Juckreiz.

KAMERATAUGLICH

Frisch und kühlschrankkalt sind Gurkenscheiben oft meine einzige Rettung – nämlich dann, wenn ich als Kleinkinder-Mama nach durchwachten Nächten arbeiten muss. Beim Dreh machen sich verschwollene Augen nicht besonders gut, auch wenn wir Gesundheitsbeiträge produzieren. Schon nach zehn Minuten zeigen sich Erfolge – und für die Visagistin ist es ein leichterer Job, mich kameratauglich zu machen.

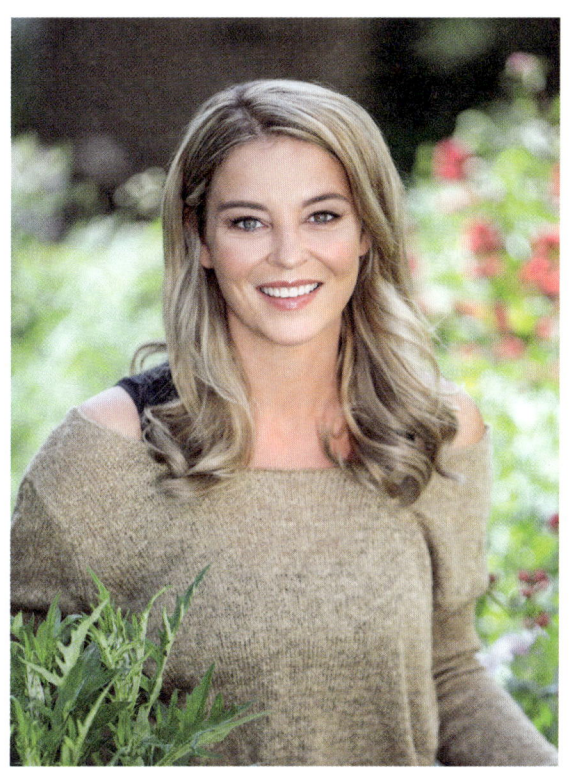

WALNUSSBLÄTTERTEE

1 TL der getrockneten Droge mit 150 ml kochendem Wasser übergießen, zehn Minuten ziehen lassen und abseihen.

Der Tee kann innerlich und äußerlich angewandt werden. Für Umschläge und Teilbäder sollten Sie allerdings 2–3 g Walnussblätter auf 100 ml Wasser verwenden. Tränken Sie ein kleines, sauberes Baumwoll- oder Leinentuch mit dem Tee und wringen Sie es dann aus. Legen Sie das Tuch auf die betroffene Hautstelle und binden Sie ein trockenes Tuch darüber. Der Umschlag kann bis **zu dreimal täglich** angelegt werden und sollte etwa 15 bis 30 Minuten einwirken.

Tipp: Bei Zeitmangel können Sie Ihre Haut mit einem in Walnussblättertee getränkten Waschlappen sanft waschen. Achtung: Walnüsse sowie ihre Blätter können färbend sein, also nicht zu viel davon verwenden!

Walnussblätter

Ihre Inhaltsstoffe wie Flavonoide, Phenolcarbonsäuren und vor allem Gerbstoffe machen die Walnussblätter zu einem potenten Heilmittel. Bei ekzematösen Erkrankungen haben sich Bäder, Waschungen und Umschläge damit bewährt.

In der Volksmedizin werden in Alkohol eingelegte Walnussblätter sowie grüne Nüsse seit jeher mit Erfolg bei der Behandlung von Nagelbettentzündungen verwendet.

FIEBERBLASEN

Man kann sie eigentlich nie brauchen, diese gruppiert auftretenden, prallen Bläschen auf Haut und Schleimhaut namens Fieberblasen. Erstens tun sie weh und zweitens wäre da noch die optische Komponente. Wie Aphthen werden auch Fieberblasen durch das Herpessimplex-Virus verursacht, das sich in den Spinalganglien und Hirnnerven versteckt. Sobald wir immungeschwächt sind, bei Stress, einer Erkältung, Fieber (daher auch der Name), aber auch bei zu viel UV-Einstrahlung, während der Periode oder in der Schwangerschaft wird das Virus wieder aktiv. Die Ansteckungsgefahr beim Küssen, Niesen, Trinken aus einem Glas etc. ist hoch, das Virus ist auf Oberflächen bis zu zwei Tage lebensfähig.

MELISSENTINKTUR

Wer an wiederkehrenden Fieberblasen leidet, tut gut daran, sich eine Zitronenmelissentinktur als Vorrat anzulegen, um im Fall der Fälle darauf zurückgreifen zu können. Auf Seite 29 finden Sie ein allgemeines Tinkturrezept, das Sie für die Melisse folgendermaßen spezifizieren sollten: Verwenden Sie 100 g frische Melissenblätter, ein 500-ml-Marmeladenglas, mindestens 40-prozentigen Alkohol und lassen Sie den Ansatz vier Wochen ziehen.

Die Tinktur wird **zwei- bis viermal täglich in kleinen Tupfen** auf die betroffenen Stellen aufgetragen.

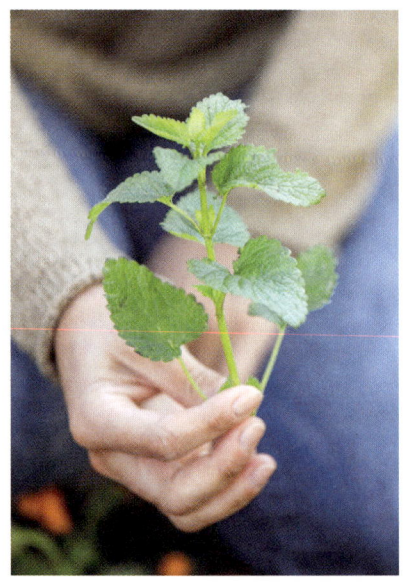

Die Zitronenmelisse

Die Flora auf unserer Erde hat viele Wirkstoffe zur Abwehr von Viren entwickelt, schließlich war und ist sie immer wieder deren Angriffen ausgesetzt. Einer dieser Wirkstoffe ist die Rosmarinsäure, die außer im namensgebenden Kraut auch in den Gerbstoffen von Lippenblütlern wie Melisse oder Lavendel vorkommt. Sogenannte Virustatika wie die Rosmarinsäure blockieren Zellrezeptoren, an denen die bösen Viren in die Zelle eindringen können.

> ### DIE MEISTEN TRAGEN HERPES-VIREN IN SICH
>
> Herpes labialis ist keine schlimme Krankheit, auch wenn sich das vielleicht so anhört – die meisten Menschen in unseren Breiten haben „die besten Voraussetzungen dafür": Ganze 90 Prozent (!) der Deutschen tragen nämlich das Herpes-Virus in sich, in Österreich wird das wohl ähnlich ausschauen. Ob es letztendlich ausbricht, wie man so schön sagt, oder nicht, das ist u. a. eine Sache des Immunsystems und, na ja, ein bisschen auch des Glücks.

DREI-KRÄUTER-TEE

Thymian, Melisse und Kamille zu gleichen Teilen mischen. 1 EL der Mischung mit 250 ml kochendem Wasser überbrühen, zehn Minuten ziehen lassen und abseihen.

Die schmerzenden Stellen mit dem lauwarmen Tee **mehrmals täglich betupfen,** am besten mit einer Kompresse oder einem kleinen Tuch. Thymiantee kann auch als Solokünstler verwendet werden.

(MANUKA-)HONIG

Die Medizin vom Frühstückstisch: Honig enthält sogenannte antimikrobielle Stoffe, also Stoffe, die Bakterien und Viren abtöten und deren Vermehrung verhindern können, und ist damit für den Einsatz gegen Fieberblasen bestens gerüstet. Da er **die offenen Stellen verschließt,** reduziert er auch das Ansteckungsrisiko. Besonders wirkungsvoll soll Manuka-Honig sein, der von neuseeländischen Bienen aus dem Blütennektar der Südseemyrte erzeugt wird und als äußerst rein gilt.

PROPOLISTINKTUR

Ein weiteres Bienenprodukt mit antimikrobieller Wirkung ist Propolis, ihre Wirkstärke kann allerdings stark variieren, hängt doch die Zusammensetzung von verschiedenen Faktoren wie etwa der Bienenart, der Jahreszeit und der Region ab.

Aus 300 ml 70-prozentigem Alkohol und 30 g Propolis (Pulver oder Granulat) lässt sich eine feine Tinktur produzieren, vorausgesetzt, Sie bringen, wie immer bei der Tinkturherstellung (siehe Seite 28), viel Geduld mit – in diesem Fall sind es etwa vier Wochen Wartezeit.

Betupfen Sie die Fieberblasen mehrmals täglich mit der Tinktur.

TEEBAUMÖL

Die desinfizierende und antibakterielle Wirkung des Teebaumöls kann unter Umständen sogar den Ausbruch von Fieberblasen verhindern – nämlich dann, wenn man das Öl gleich beim ersten Kribbeln mit einem Wattestäbchen auf die betroffenen Stellen aufträgt und **die Prozedur stündlich wiederholt.** Achtung, es brennt ein wenig!

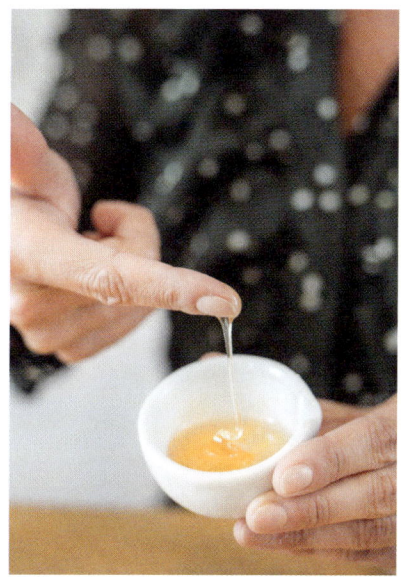

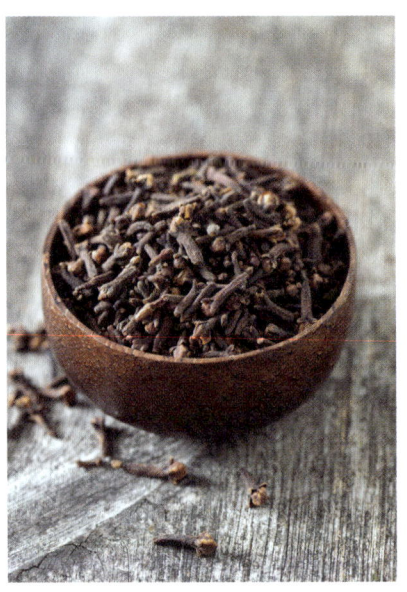

GEWÜRZNELKEN

Wer mag, kann ganze Gewürznelken kauen: Schmeckt ein bisschen nach Weihnachten und hat eine schmerzlindernde und adstringierende Wirkung. Nicht umsonst gilt die Gewürznelke als pflanzliches Lokalanästhetikum. Wer's ein bisschen dezenter mag, gibt unverdünntes Nelkenöl **mehrmals täglich auf die betroffenen Stellen.**

TEEBEUTELAUFLAGE

Schwarzer und vor allem grüner Tee genießen den Ruf, ein effektives Anti-Herpes-Mittel zu sein. Kochen Sie einen Teebeutel kurz in etwas Wasser auf, lassen Sie ihn abkühlen und drücken Sie ihn anschließend ein paar Minuten auf die Fieberblase(n). Durch die hohe Konzentration von Gerbstoffen im Tee hat diese Prozedur eine antivirale und desinfizierende Wirkung. Wiederholen Sie die Teezeremonie **drei bis vier Tage lang mehrmals täglich.**

**EIN HAUSMITTEL,
DAS NICHT HILFT: ZAHNPASTA**

....

Zahnpasta wird gerne eine Wirkung gegen Fieberblasen nachgesagt. In Wirklichkeit werden die Beschwerden dadurch meist verschlimmert. Denn Zahnpasta brennt nicht nur fürchterlich, sie trocknet auch die Haut stark aus. Die Krusten platzen immer wieder auf, was den Heilungsprozess unnötig verlängert und bakterielle Infektionen begünstigt. Nach Angaben der US-amerikanischen Mayo Clinic können Zahnpasten und Mundspülungen mit Natriumlaurylsulfat bei einigen Menschen sogar Aphthen auslösen. Die Substanz wird als allergieauslösend und hautreizend betrachtet.

HAARAUSFALL

Jeder Mensch verliert pro Tag zwischen 70 und 100 Haare, im Frühjahr oder Herbst generell etwas mehr als sonst, denn da befinden wir uns quasi im Fellwechsel. Panik ist also nicht angesagt, wenn in der Bürste einmal mehr Haare zurückbleiben oder ein paar Ministrähnen nach der Haarwäsche in Dusche bzw. Waschbecken schwimmen. Kann man jedoch über längere Zeit einen augenscheinlich stärkeren Haarausfall beobachten, sollte man an einen Arztbesuch denken: Stoffwechselerkrankungen, ein chronischer Eisenmangel, hormonelle Störungen und andere Ursachen bedingen möglicherweise den Haarverlust und bedürfen einer entsprechenden Therapie.

Mit den richtigen Hausmitteln kann man die Durchblutung der Kopfhaut verbessern sowie die Nährstoffzufuhr erhöhen und damit die Aktivität der Haarwurzeln fördern – und das kann natürlich eine Menge dazu beitragen, dass das Haar schön und dicht nachwächst.

BOCKSHORNKLEESAMENTEE

2 TL (6 g) Bockshornkleesamen grob mörsern, mit 250 ml kaltem Wasser übergießen und etwa drei Stunden stehen lassen. Dann das Wasser mit den Samen aufkochen und abseihen.

Zwei Tassen täglich sind eine gute Dosis. Mit dem Tee können Sie auch Ihre Haare nach der Haarwäsche spülen. Massieren Sie ihn sanft in die Kopfhaut ein und waschen Sie ihn nicht aus.

Der Bockshornklee

Dieser Schmetterlingsblütler ist eine vielseitige Pflanze voller Wirkstoffe und mit einer dementsprechend langen Heiltradition. Verwendet werden in erster Linie die reifen, getrockneten Samen. Bei äußerer Anwendung wirken vor allem Breiauflagen aus zerstoßenen Samen entzündungshemmend auf die Haut. Der Grund für die Wirksamkeit gegen Haarausfall ist vermutlich das Zusammenspiel von verschiedenen Vitaminen und pflanzlichen Hormonen.

DIE SOGENANNTE ALTERSGLATZE

Das männliche Geschlechtshormon Dihydrotestosteron sorgt dafür, dass Haarwurzeln verkümmern, das Haar feiner wird und in manchen Bereichen gar nicht mehr nachwächst. Die – rechtzeitige – Einnahme von Medikamenten kann dem gegensteuern: Medizinisch besonders bewährt haben sich die Arzneistoffe Finasterid und Minoxidil.

Gesunde Haarwurzeln können damit oft gerettet werden, kaputte leider nur teilweise.

Ich weiß, dass es für viele Männer nicht einfach ist, sich mit dem schütter werdenden Haar abzufinden. Aber denken Sie daran, und damit möchte ich alle Glatzenträger ein bisschen trösten, ein schönes Gesicht braucht eben viel Platz!

„Sollten Sie nicht mit der entsprechenden genetischen Disposition ausgestattet sein, wird's wohl trotz der besten Mittel nicht unbedingt die Mähne von Hansi Hinterseer werden."

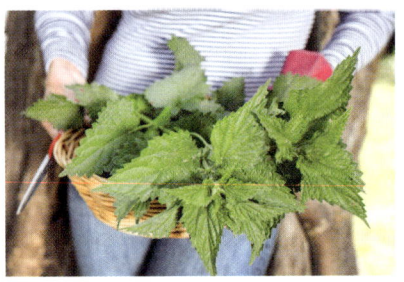

Die Brennnessel

Die brennende Nessel ist schon lange dafür bekannt, den Haarwuchs zu fördern. Sie enthält neben den Vitaminen A und C auch Magnesium, Eisen, Kalzium, Silizium und weitere Mineralstoffe sowie Flavonoide. Ist also ein Mangel an Nährstoffen für den Haarausfall verantwortlich, kann eine Kur mit Brennnesseln Abhilfe schaffen.

Kaffee

Kalter Kaffee macht schön – auch die Haare. Das Koffein regt die Durchblutung an und stimuliert die Haarwurzeln, die dann wiederum frisch und munter Nachwuchs produzieren. Auch die im Kaffee enthaltenen Mineralstoffe Kalzium und Magnesium tun der Kopfhaut und damit den Haarwurzeln gut.

BOCKSHORNKLEESAMEN-GEL

Werden die Samen des Bockshornklees mit heißem Wasser übergossen und bleibt der Aufguss eine Weile stehen, entsteht eine gelartige Substanz. Man(n) kann sich dieses Gel, wie man so schön sagt, **im wahrsten Sinne des Wortes in die Haare schmieren** – und dort eintrocknen lassen.

BRENNNESSELWASSER

Eine Brennnessel-Haarkur sollte **mindestens drei Wochen** dauern. Dabei gilt es, täglich nach der Haarwäsche eine Portion Brennnesselwasser in die Kopfhaut einzumassieren. Wer Zeit und Lust und Brennnesseln hat, kann das feine Wässerchen auch selbst herstellen: Einfach Brennnesseltinktur und Wasser im Verhältnis 1:1 mischen.

Mindestens vier Wochen vorher sollten Sie sich aber an die Tinkturherstellung machen, denn so lange müssen die Blätter in etwa im Alkohol ziehen: Sie brauchen dazu 4–5 EL frisches oder getrocknetes und sehr klein zerteiltes Brennnesselkraut, etwa 200 ml 40-prozentigen Alkohol und die üblichen Verdächtigen (siehe Seite 29).

Apropos: Um die Wirkung der Brennnesselhaarkur zu verstärken, kann man auch mit nassen „eintinkturten" Haaren und einem Handtuch darüber schlafen gehen.

KAFFEEPACKUNG – NUR FÜR DUNKLE HAARE!

Verteilen Sie Kaffeesatz im frisch gewaschenen Haar und massieren Sie ihn vorsichtig in die Kopfhaut ein. Lassen Sie das Ganze eine Viertelstunde einwirken – mit einer Plastikhaube auf dem Kopf bröselt's weniger. Spülen Sie Ihr Haar anschließend gründlich aus. Hier sind Regelmäßigkeit und Geduld gefragt!

BIERWÄSCHE

Bier ist ein Haarverschönerer erster Klasse: Es enthält das für ein gutes Haarwachstum wichtige Vitamin B, kräftigt die Haarwurzeln und beruhigt eine irritierte Kopfhaut. **Waschen Sie einfach Ihre Haare damit,** lassen Sie es eine Viertelstunde einwirken und spülen Sie es dann wieder aus.

HÄMORRHOIDEN

Sie sind ein Nicht-Thema, keiner hat sie, zumindest nicht „offiziell". Aber soll ich Ihnen etwas verraten: Jeder hat sie! Hämorrhoiden sind eine normale anatomische Struktur aus ringförmig zwischen Mastdarm und After angeordneten Venen und Arterien, die eine wichtige Funktion erfüllen: In Kooperation mit dem Schließmuskel steuern sie die Entleerung des Darms. Zum Krankheitsbild der Hämorrhoidalleiden – das ist die korrekte Bezeichnung – und zu Beschwerden kommt es erst durch die Erweiterung dieser Blutgefäße. Anzeichen dafür sind z. B. hellrote Blutungen im Analbereich, die sich am Toilettenpapier oder auch am Stuhl zeigen. Dazu kommen Beschwerden wie Jucken, Stechen, Brennen und/oder Nässen.

Sollten die Symptome durch die Anwendung von Hausmitteln nicht zurückgehen oder ganz verschwinden, ist – wohl oder übel – ein Besuch beim Arzt notwendig. Das medizinische Fachgebiet heißt übrigens Proktologie und, glauben Sie mir, sowohl der Proktologe wie auch die Hausärztin kennen bei Weitem Ärgeres als Ihr Anliegen.

HÄMORRHOIDENFREUNDLICHES STUHLVERHALTEN

Das Problem mit den Hämorrhoiden entsteht häufig durch starkes Pressen beim Stuhlgang. Gut beraten ist demnach, **wer hier für Lockerheit sorgt.** Ab Seite 117 finden Sie Tipps gegen Verstopfung und wenn Sie wissen wollen, wie Sie richtig „sitzen", schlagen Sie ebenfalls dort nach.

Haben Sie bereits Probleme, reinigen Sie nach dem Stuhlgang die Afterregion mit Wasser und einem weichen Lappen statt mit hartem Klopapier. Asienurlauber kennen das meist, denn im Fernen Osten sind Handduschen auf der Toilette ganz normal. Tupfen Sie sich vorsichtig trocken, reiben Sie nicht! Verwenden Sie eher kein feuchtes Toilettenpapier, denn da sind mitunter „gar nicht gesunde" Stoffe drinnen!

„Es wird vermutet, dass in den Industriestaaten jeder Zweite Probleme mit Hämorrhoiden aus eigener Erfahrung kennt. Also, was soll's ..."

Die Eichenrinde

Die getrocknete Rinde junger Stieleichen steckt voller Gerbstoffe. Und diese Gerbstoffe haben eine zusammenziehende Wirkung auf Haut und Schleimhäute. Sie reagieren zudem mit Eiweißen, die sich in der Haut und in den Schleimhäuten befinden, und verändern deren Struktur. Dadurch verfestigen sich die oberen Gewebsschichten und kleine Blutgefäße werden abgedichtet. Klingt doch wie gemacht für unser Anliegen!

EICHENRINDE SELBST SAMMELN?

Eichenrinde ist in Apotheke und Reformhaus erhältlich. Man kann sie natürlich auch selbst sammeln, sollte aber vorher die Erlaubnis des Waldbesitzers einholen. Am besten man schneidet im Frühjahr ein paar frische, „flechtenlose" Zweige, schält die Rinde sorgsam vom Holz, teilt sie in kleine Stücke und lässt sie trocknen. Die Rinde sollte vor Licht und Feuchtigkeit geschützt aufbewahrt werden.

SITZBAD MIT EICHENRINDE

25–50 g Eichenrinde mit 1 l kochendem Wasser übergießen, 15 Minuten ziehen/köcheln lassen, abseihen und ins körperwarme, nicht heiße (!) Sitzbadewasser gießen. Die Gerbstoffe der Eichenrinde stoppen das „Entzündungsgeschehen am After" mit all seinen Begleiterscheinungen. Achtung: Das Bad ist stark färbend, darum empfiehlt es sich, wirklich nur **ein Sitzbad in einer kleinen Plastikwanne** zu nehmen!

RINGELBLUMENSALBE

Da ist sie wieder, die Gute! Cremen Sie die Afterregion **sanft und regelmäßig** mit Ringelblumensalbe ein (Rezept Seite 63).

ZUR WIEDERHOLUNG: WEHRET DER DARMTRÄGHEIT!

Wer einer Verstopfung vorbeugt, beugt auch Hämorrhoidalleiden vor. Bringen Sie Ihren Darm mit einer ballaststoffreichen Kost in Schwung und meiden Sie stopfende Nahrungsmittel! Essen Sie Getreideprodukte aus Vollkorn sowie Leinsamen und Kleie, viel frisches Obst, Gemüse und auch Trockenfrüchte. Und trinken Sie ausreichend. Denn zu wenig Flüssigkeit ist meiner Erfahrung nach oft das Hauptproblem – sowohl bei Verstopfung als auch bei Hämorrhoidalleiden.

INSEKTENSTICHE

Es soll Menschen geben, die ziehen Insekten richtiggehend an. Wo sie sind, da sind auch die lästigen kleinen Störenfriede – und stechen zu. Gehören Sie auch in diese Gruppe? Und sind Sie womöglich jemand, bei dem die Einstichstellen dann ziemlich rot werden, anschwellen und vor allem ganz besonders jucken? Na, gratuliere!

Aber nicht verzweifeln: Die Natur hat uns zwar die stechenden Qualgeister und ihre juckenden Geschenke gegeben, aber auch das eine oder andere mildernde Pflänzchen.

ARNIKASALBE

Sie lindert die Entzündung und damit auch den Juckreiz: **Eine Arnikasalbe ist ruckzuck gemacht** – unter einer Voraussetzung: Man hat (selbst gemachtes?) Arnikaöl zur Verfügung. Erwärmen Sie 50 ml dieses Öls mit etwa 4 g Bienenwachs so lange im Wasserbad, bis das Wachs geschmolzen ist. Und das war's eigentlich schon, jetzt müssen Sie die Öl-Wachs-Mischung nur mehr in einen sauberen Salbentiegel umfüllen und fest werden lassen. Weil das aber wiederum ein paar Stunden dauern kann, sollte man doch frühzeitig daran denken.

Hier noch das Rezept fürs Arnikaöl: 1 Handvoll getrocknete Arnikablüten in ein Schraubglas geben, 200 ml Pflanzenöl darübergießen, sodass alles bedeckt ist, und das Glas verschließen. Täglich schütteln und nach vier bis sechs Wochen durch ein Sieb filtern. Das Öl sollte eine schöne gelbe Farbe haben.

Die Arnika

Die Pflanze verfügt über einen speziellen Inhaltsstoff: das Helenalin. Wissenschaftliche Untersuchungen haben erwiesen, dass es eine stark entzündungshemmende, abschwellende, schmerzstillende und keimtötende Wirkung hat. Allerdings ist es auch giftig – weshalb man es niemals innerlich anwenden sollte! Immer wieder ist es nach der Einnahme von Arnika, z. B. als Tee, zu Fällen von Atemnot oder Herzrasen bzw. zu Kreislaufzusammenbrüchen gekommen. Auch Magen-Darm-Entzündungen und negative Auswirkungen auf die Gebärmutter sind möglich.

Die lokale äußere Anwendung in Form von Salben, Gels etc. kann jedoch sehr wirksam sein. Aber lassen Sie bei empfindlicher Haut trotzdem Vorsicht walten: Die Arnika kann aufgrund der potenten Inhaltsstoffe auch Kontaktallergien und Hautausschläge auslösen.

Die Arnika ist geschützt, daher bitte die Blüten nicht selbst sammeln, sondern in der Apotheke kaufen.

SPUCKE – EIN MYTHOS!

Jeder kennt die Mär: Spucke auf den Stich und schon juckt es weniger. Nun, ich muss Sie leider enttäuschen … das absolute Geheimmittel ist das leider nicht. Der Juckreiz kann zwar kurzfristig gelindert werden, während die Spucke auf der Haut verdunstet, aber das war es dann auch schon wieder. Besser eignet sich etwa ein Coolpack!

Der Spitzwegerich

Die frischen, gesäuberten und an-
gequetschten Blätter der Pflanze
legt man sich ganz einfach als ein
natürliches Pflaster auf die betroffenen Stellen – und schon wird's
besser, dem entzündungshemmenden und reizlindernden Aucubin
und den Gerbstoffen sei Dank!

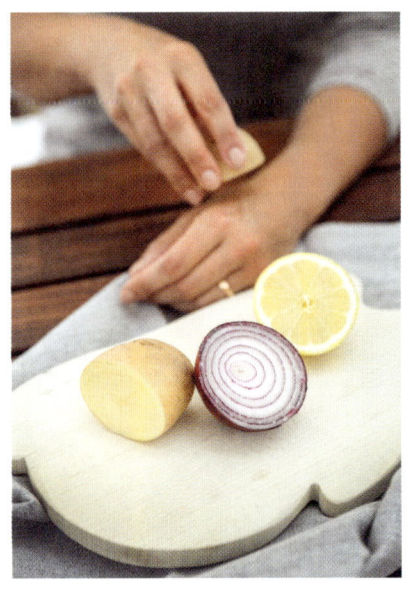

ARNIKAAUFLAGE

Wer es noch einfacher möchte, kann es auch mit einer Arnikaauflage
probieren. 2 TL der Droge mit 150 ml kochendem Wasser übergießen,
zehn Minuten ziehen lassen und abseihen. Ein Baumwolltuch mit
der Flüssigkeit tränken, auswringen und auf die betroffene Stelle
legen. Bei Bedarf mit einem weiteren Tuch fixieren. Wenn nötig,
mehrmals täglich frischen Tee „nachlegen". Allergische Haut-
reaktionen sind unter Umständen möglich.

SPITZWEGERICHTINKTUR

Wie wäre es mit einem **praktischen Anti-Juckreiz-Roll-on?** Am
besten wird dieser mit einer Spitzwegerichtinktur gefüllt: Gehen Sie
nach dem Grundrezept von Seite 29 vor und verwenden Sie dafür
1 Handvoll Spitzwegerichblätter und 100 ml mindestens 40-prozen-
tigen Alkohol. Nach drei bis vier Wochen wird die Tinktur abgeseiht
und statt in ein dunkles Glas in einen Roll-on gefüllt, der vor Sonnenlicht geschützt aufbewahrt werden sollte.

ZWIEBEL, KARTOFFEL, ZITRONE

Keine Arnika, kein Spitzwegerich in Sicht oder Hausmittelschrank?
Dann nehmen Sie doch eine Zwiebel! Oder Kartoffel! Oder Zitrone!
Einfacher und schneller geht es kaum – in der Mitte durchgeschnit-
ten und mit der frischen Schnittfläche auf die arme Haut gelegt:
Auch das lindert den Juckreiz!

PROBIEREN SIE'S MIT VORSORGE!

Mit 100–200 g grünen Walnussschalen
(im August oder September sammeln, Achtung, sie sind
stark färbend!) und 1 l Pflanzenöl lässt sich ein gutes
Walnuss-Anti-Insekten-Schutzöl zubereiten: Lassen
Sie die beiden etwa fünf Wochen miteinander in einer
dunklen Glasflasche verbringen, schütteln Sie sie täglich.
Seihen Sie das Öl dann durch eine Stoffwindel ab und
bewahren Sie es in dunklen Glasflaschen auf.

MILCHSCHORF

Die Krankheit tritt in erster Linie bei Säuglingen nach dem dritten Lebensmonat auf und stellt eine Erstmanifestation von Neurodermitis dar. Die Kopfhaut der Babys ist dabei mit gelben bis bräunlichen Schuppen übersät, die leider auch jucken. Versuchen Sie nicht, Ihrem Kind zu helfen, indem Sie die Schuppen abkratzen, Sie riskieren damit nämlich, dass sich die Haut entzündet und alles noch schlimmer wird. Probieren Sie es lieber mit Hausmitteln, diese können hier nachweislich gute Dienste leisten – und schneiden Sie die Fingernägel Ihres Kindes ganz kurz, dann kann es sich nicht selbst kratzen. Geht der Milchschorf innerhalb einiger Wochen dennoch nicht zurück, ist ein Besuch beim Kinderarzt angeraten.

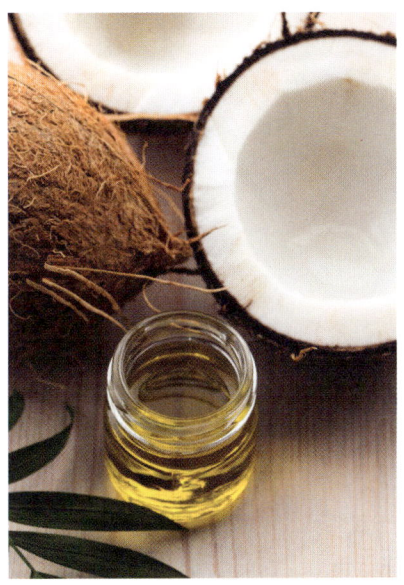

KOKOSÖL

Reiben Sie den Kopf Ihres Kindes **sanft mit Kokosöl ein** und lassen Sie dieses über längere Zeit einwirken. Die Schuppen können dann mit einer ganz weichen Bürste abgelöst werden.

JOHANNISKRAUTÖL

Betupfen Sie den Milchschorf **mit einem in Johanniskrautöl getunkten Wattepad** – wenn Sie das schöne Rotöl vorrätig haben (sonst müssen Sie sich ein Fläschchen aus der Apotheke holen).

Hier ist jedenfalls das Rezept: Geben Sie eine Handvoll Johanniskrautblüten in ein Glas und übergießen Sie sie mit 250 ml Weizenkeimöl. Verschließen Sie das Glas und stellen Sie es an einen warmen, sonnigen Ort – aber lassen Sie es nicht ruhen, sondern geben Sie ihm jeden Tag ein paar kräftige Rüttler. Nach zwei bis drei Wochen ist dann genug gerüttelt und das Öl fertig zum Filtern, gut funktioniert das z. B. durch ein Stofftaschentuch oder eine Stoffwindel. Bewahren Sie den Hausmittelschatz in dunklen Flaschen auf.

„Bleiben Sie kritisch: Gerade bei Säuglingen und Kleinkindern ist ein sorgsamer Umgang mit Heilpflanzen oberstes Gebot."

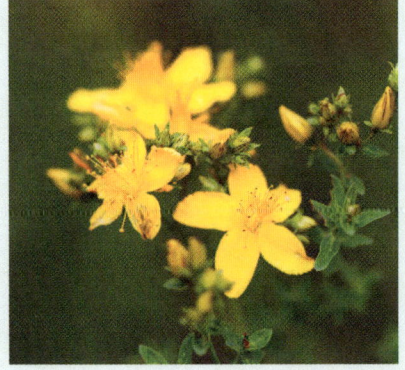

DER „UMGANGSSPRACHLICHE" MILCHSCHORF

Der sogenannte Kopfgneis wird oft mit
Milchschorf verwechselt und meist auch als
solcher bezeichnet. Er tritt bei Weitem häufiger auf, auch schon vor dem dritten Lebensmonat. Als Ursache vermutet man, wie bei
der Babyakne, eine gesteigerte Aktivität der
Talgdrüsen. Ihr Baby stören die Schuppen
wahrscheinlich am allerwenigsten, denn im
Gegensatz zum Milchschorf juckt hier nichts!
Mit Öleinreibungen und vorsichtigem Ausbürs-
ten kann man die „Erscheinung" abmildern
oder ganz zum Verschwinden bringen – was
spätestens nach einigen Monaten aber ohnehin von selbst passiert.

BABYS UND DAS ÖL AUS OLIVEN-
UND SONNENBLUMENKERNEN

Studien haben inzwischen ergeben, dass
Sonnenblumen- und das lange Zeit als super-
kindertauglich gehandelte Olivenöl nicht auf
Babyhaut gehören. Babys, die diese Öle einen
Monat lang zur Hautpflege erhalten hatten,
zeigten zunächst eine bessere Durchfeuch-
tung der Haut als Babys, die nur mit Wasser
behandelt worden waren. Aber: Die Entwicklung der Barrierefunktion der Haut war bei den
Öl-behandelten Kindern schlechter, genauso
wie die Struktur der Lipidlamellen. Diese sollen die Haut vor Feuchtigkeitsverlust schützen und das Eindringen von Allergenen und
die Entstehung von Infektionen verhindern.
   Ob die Haut sich durch die Anwendung von
Oliven- und Sonnenblumenöl einfach lang-
samer entwickelt oder ob sie dadurch dauer-
haft geschädigt wird, ist nicht bekannt. Dazu sind weitere Untersuchungen nötig. So
oder so raten die Forscher vorerst davon ab,
Babys mit Sonnenblumen- oder Olivenöl
zu behandeln.

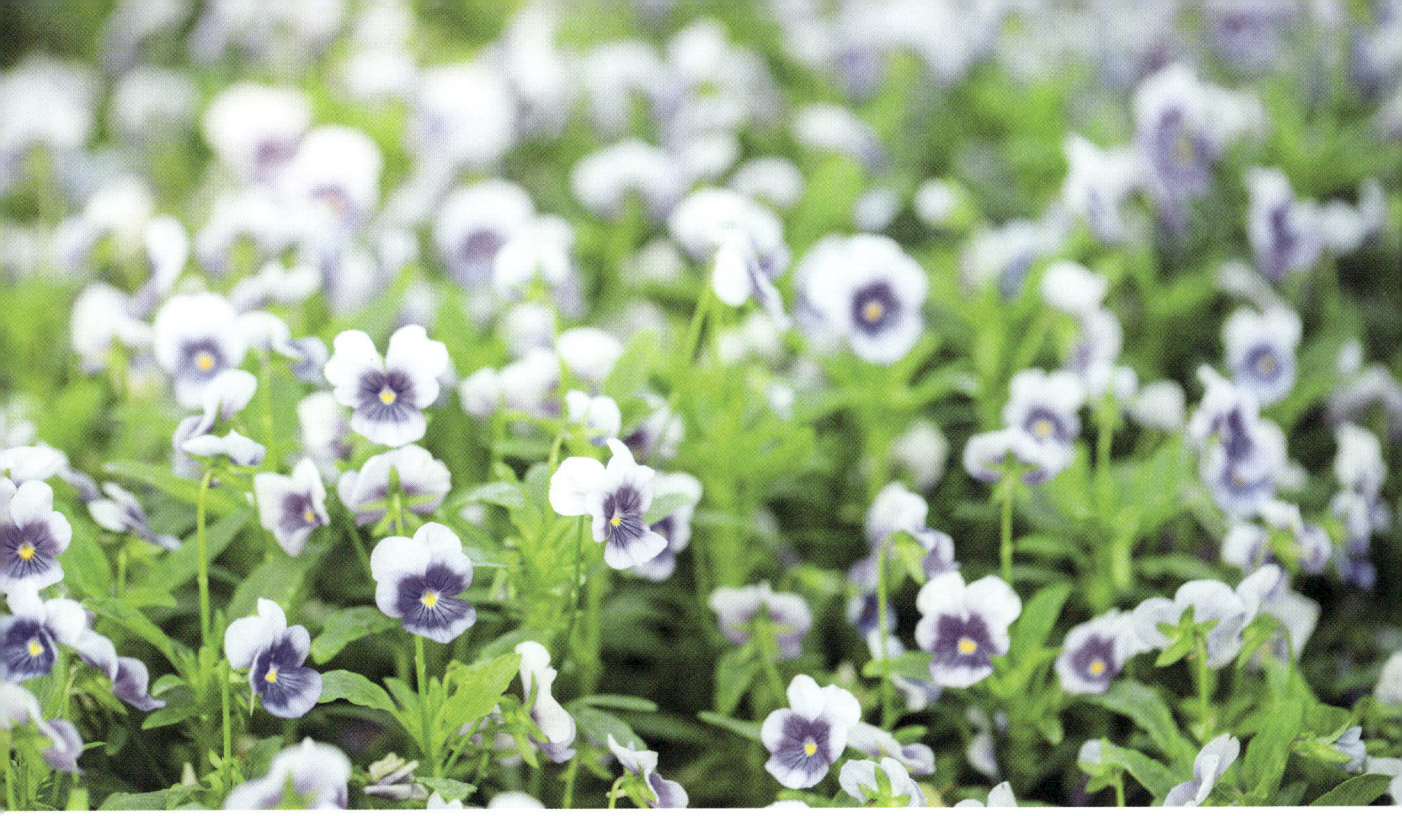

STIEFMÜTTERCHENAUFLAGE

1,5 g Stiefmütterchenkraut mit 150–200 ml heißem Wasser übergießen, rund fünf Minuten ziehen lassen und dann abseihen.

Durchfeuchten Sie ein Baumwolltuch mit der Flüssigkeit und wringen Sie es aus. **Legen Sie das Tuch auf Babys schuppiges Köpfchen** – achten Sie dabei aber unbedingt darauf, dass die Auflage weder zu heiß noch zu kalt ist, am besten hat sie logischerweise Körpertemperatur. Fixieren Sie das Tuch mit einem Häubchen und lassen Sie die Kraft des Stiefmütterchens ein paar Minuten einwirken. Wiederholen Sie die Anwendung mehrmals täglich.

NACHFRAGEN IST IMMER GUT

Die Wirksamkeit von Stiefmütterchenkraut bei Milchschorf gilt zwar als gesichert, fragen Sie aber trotzdem Kinderarzt oder Kinderärztin, ob die Therapie im Falle Ihres Kindes ausreichend ist.

Das Wilde Stiefmütterchen

Das Kraut der Pflanze mit den hübschen kleinen Gesichtern (ich habe stets das Gefühl, dass sie mich fröhlich anlachen) hat eine cortisonähnliche Wirkung, auch wenn es kein „echtes" Cortison enthält – es bietet Entzündungen mutig die Stirn und lindert obendrein den lästigen Juckreiz. Bitte plündern Sie jetzt aber nicht Ihre Blumenkisterln – die Inhaltsstoffe der gezüchteten Formen stimmen nicht notwendigerweise mit jenen des Wilden Stiefmütterchens überein.

NEURODERMITIS

Früher war man der Meinung, Neurodermitis sei eine Nervenentzündung (neuro, griechisch der Nerv). Der Name ist zwar geblieben, allerdings geht man heute davon aus, dass es die genetische Veranlagung gibt, auf eigentlich harmlose Umwelteinflüsse mit entsprechenden Symptomen der Haut zu reagieren.

Neurodermitis tritt schubweise auf und diese Krankheitsschübe sind meist von quälendem Juckreiz begleitet. Besonders hart und häufig trifft es die Kleinsten der Kleinen: 20 Prozent (!) aller Kinder, die jünger als ein Jahr sind, leiden an Dermatitis. In vielen Fällen kommt es aber über die Jahre hinweg zu einer Spontan-Remission oder Spontan-Teilremission, im Erwachsenenalter sind nur mehr etwa drei Prozent von der Krankheit betroffen – wobei die Dunkelziffer sicher um einiges höher ist. Grundsätzlich gilt die Dermatitis als nicht heil-, aber als behandelbar. In der Therapie versucht man in erster Linie, gegen die starke Trockenheit sowie gegen die Entzündung der Haut vorzugehen.

BORRETSCHSAMENÖL

Schmieren Sie die betroffenen Hautstellen sorgsam mit dem Borretschsamenöl ein. **Der therapeutische Effekt beginnt bei 240–320 mg Öl pro Tag.** Zu einer sichtbaren Wirkung kommt es allerdings erst nach vier bis zwölf Wochen.

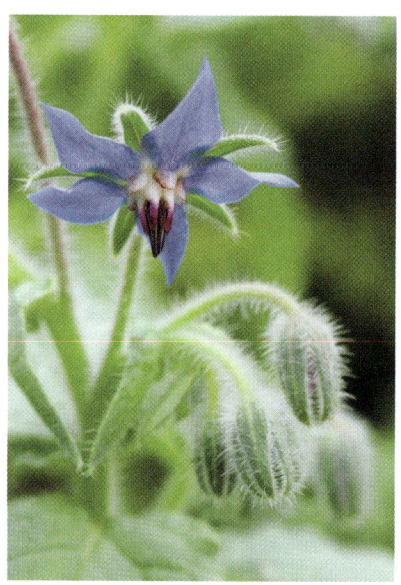

Der Borretsch

Aus den Samen des Borretschs wird Öl gewonnen – und dieses Öl ist es auch, das in der Medizin Verwendung findet. Borretschsamenöl wirkt gegen entzündliche Hauterkrankungen wie Neurodermitis und wird vor allem bei starkem Juckreiz eingesetzt. Es enthält reichlich Linolsäure und Gamma-Linolensäure. Letztere ist eine mehrfach ungesättigte Omega-3-Fettsäure, die zur Bildung von entzündungshemmenden und krampflösenden Stoffen beiträgt sowie den Juckreiz lindert.

DIE UNAUSSPRECHLICHEN: PYRROLIZIDINALKALOIDE

....

Die Blätter und Blüten des Borretschs enthalten u. a. Schleim- und Gerbstoffe, Saponine und Kieselsäure und wurden früher gerne als Heilmittel eingesetzt. Heute weiß man, dass auch sogenannte Pyrrolizidinalkaloide zu den Inhaltsstoffen von Kraut und Blüten zählen. Diese können die Leber schädigen und gelten als erbgutschädigend sowie krebserregend. Im Borretschsamenöl sind diese Stoffe aber nicht enthalten, also keine Sorge. Mehr Infos über Pyrrolizidinalkaloide finden Sie auf Seite 102.

NACHTKERZENÖL

Am besten, Sie **schmieren die Haut zweimal täglich mit dem Öl ein.** Die Wirkung tritt übrigens erst nach vier bis 12 Wochen ein, also bleiben Sie dran!

BIRKENRINDENBAD

Setzen Sie die Birkenrinde kalt an: Zerkleinern Sie zwei Handvoll frische oder eine Handvoll getrocknete Birkenrinde und lassen Sie sie in 2 l Wasser über Nacht ziehen. Kochen Sie das Ganze dann auf und lassen Sie die Rinde nochmals etwa 20 Minuten ziehen. Gießen Sie den fertigen Badezusatz durch ein Sieb in die Wanne mit angenehm temperiertem Wasser und **gesellen Sie sich bzw. Ihren Schützling für 20 Minuten dazu.**

Das in der Birkenrinde enthaltene und dort für die weiße Farbe verantwortliche Betulin kann die Regeneration der Oberhaut fördern, indem es die Anzahl der zur Wundheilung benötigten Entzündungsstoffe erhöht und Proteine, die den Heilungsprozess beschleunigen, aktiviert. Außerdem soll Betulin gegen Juckreiz wirken. Birkenrinde kann bei durch Sonnenlicht geschädigter Haut (Aktinischer Keratose), Schuppenflechte und Neurodermitis eingesetzt werden.

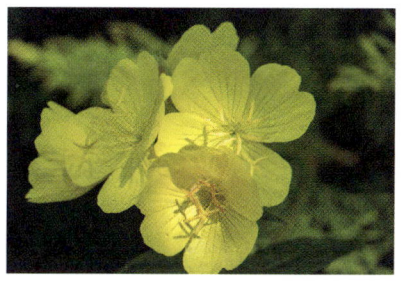

Die Nachtkerze

Unser Körper stellt normalerweise mithilfe eines bestimmten Enzyms aus Linolsäure die sogenannte Gamma-Linolensäure her. Man vermutet, dass dieses Enzym bei Neurodermitikern nicht entsprechend funktioniert. Und da kommt die Nachtkerze ins Spiel: Das aus ihren Samen gewonnene Öl kann die benötigte Gamma-Linolensäure liefern – was der Haut erlaubt, mehr Feuchtigkeit zu speichern, und den krankheitsbedingten Juckreiz lindert.

PERSÖNLICHES

POMMESFETT

Meine Kinder sind beide atopisch veranlagt, sprich haben eine sehr empfindliche Haut. Nachdem ich in einer dermatologischen Fachzeitschrift gelesen hatte, dass Nachtkerzenöl auch in diesem Fall eine gute Wahl sei, weil es sehr tief in die Haut eindringe, machte ich mich auf diese Suche danach und wurde bald fündig – alles bio, alles gut, allerdings nicht unbedingt preiswert. Zuhause wurde das feine Öl gleich auf meiner kostbaren

Tochter verteilt. Die kleine Maus schien zufrieden und mein Mutterherz freute sich – zumindest, bis mein Göttergatte an der Idylle rüttelte und mich fragte, warum die Kleine denn nach ranzigem Pommesfett rieche ... (Männer!).

Nun, ich verwende das Öl trotzdem weiter und habe das Gefühl, dass es der Babyhaut sehr guttut. Über den Geruch lässt sich allerdings wirklich streiten.

RISSIGE LIPPEN

Warum bekommen wir eigentlich leichter rissige Lippen oder Mundwinkel als z. B. eine rissige Nase oder rissige Ohren? Ganz einfach: Weil die Haut auf den Lippen eine andere ist als auf Nase, Ohren, Oberschenkel, Bauch, Handrücken oder Fußsohle – nämlich nicht nur eine dünne, sondern auch eine ohne Talgdrüsen. Und dort, wo das Fett fehlt, wird's schnell trocken, vor allem bei „klassischer" Heizungsluft im Winter oder wenn eisige Winde brausen. Außerdem haben die Lippen einen Nachbarn, der zusätzlich dazu beiträgt, dass die Geschmeidigkeit leidet. Im Mund ist's feucht und wenn wir mit der dort beheimateten Zunge ständig unsere Lippen anfeuchten, werden diese auf lange Sicht noch trockener.

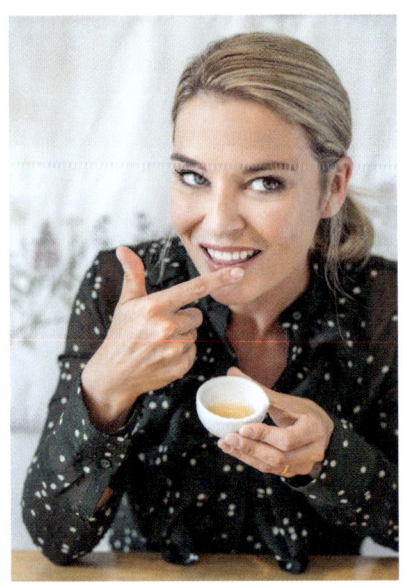

Honig

Ein bewährtes Mittel bei trockenen Lippen und ausgetrockneten Mundwinkeln ist Honig: Neben einer ganzen Menge Zucker enthält er u. a. entzündungshemmende Enzyme, bioaktive Stoffe sowie Antioxidantien und lässt Risse deshalb schneller heilen.

HONIG

Man kann den Honig als Kur **direkt auf die Lippen aufstreichen.** Widerstehen Sie jedoch der Versuchung, die süße Lippenmaske abzuschlecken – lassen Sie den Honig „unberührt" mindestens zehn Minuten einwirken und wischen Sie ihn anschließend vorsichtig ab. Nach einigen Anwendungen sind Ihre Lippen wieder weich und geschmeidig.

OLIVEN- ODER KOKOSÖL

Tupfen Sie zwischendurch etwas Oliven- oder Kokosöl auf die Lippen. **Beide Öle enthalten Vitamin E,** das die Zellerneuerung ankurbelt und der Haut hilft, sich schneller zu regenerieren.

FICHTENHARZBALSAM

Sie brauchen: 100 ml hochwertiges Olivenöl, 20 g Bienenwachs und etwa 40 g Baumharz. Erwärmen Sie das Olivenöl im Wasserbad. Geben Sie das Harz in einen Teefilter, binden Sie diesen zu und legen Sie ihn in das Öl im Wasserbad. Ich verwende als Behältnis für das Öl eine alte Konservendose, da ein Topf nach dieser Prozedur erfahrungsgemäß kaum mehr sauber zu kriegen ist. Bis das Harz sich auflöst, dauert es etwa eine Stunde. Drücken Sie den Filter mit einem Holzkochlöffel aus, sodass nur noch Rindenreste darin zurückbleiben, und nehmen Sie ihn aus dem Olivenöl. Geben Sie anschließend das Bienenwachs hinein, es löst sich meist recht schnell auf. Füllen Sie das Ganze dann zügig in alte saubere Cremetiegel oder hübsche neue Döschen – durch das Erkalten verfestigt sich der Balsam. Ich verwende ihn wirklich sehr gerne für meine Lippen, vor allem auch, **weil er wunderbar duftet!** Zudem ist er ein gutes Hausmittel bei Verbrennungen.

SONNENBRAND

Die Warnung hören wir wohl, aber nicht immer nehmen wir sie ernst: Sonnenbaden ist so schön wie gefährlich. Nein, das heißt nicht, dass Sie Ihre Nase überhaupt nicht mehr in die Sonne strecken dürfen, aber tun Sie es unbedingt mit Maß und Ziel. Gegen ein feines kurzes Vitamin-D-Bad ist nichts einzuwenden, im Gegenteil, aber braten Sie nicht stundenlang in der Sonne, sondern handeln und schmieren Sie Ihrem Hauttyp entsprechend. Jeder einzelne Sonnenbrand ist eine Entzündung der Haut und ein dicker, fetter Minuspunkt auf Ihrem Gesunde-Haut-Konto, der sich durch den allerschönsten Pluspunkt nicht ausgleichen lässt.

ARNIKA-KAMILLEN-WICKEL

Mischen Sie Arnikatinktur und Kamillentee im Verhältnis 1:10 und bereiten Sie damit einen kühlen Wickel, der gut und gerne auch über Nacht einwirken darf.

Für die **Arnikatinktur** brauchen Sie 10 g Arnikablüten aus der Apotheke, 100 ml mindestens 40-prozentigen Alkohol und das Tinkturrezept von Seite 29. Lassen Sie die Mischung etwa 14 Tage ruhen, geben Sie ihr aber täglich ein paar Rempler. Achtung: Empfindliche Personen reagieren möglicherweise allergisch auf Arnika.

KALTER JOGHURT- ODER BUTTERMILCHWICKEL

Feuchte Wickel mit Joghurt oder Buttermilch sind **angenehm kühl, lindern den Schmerz und wirken gegen Entzündungen.** Füllen Sie Joghurt oder Buttermilch in ein weites Gefäß. Tunken Sie ein sauberes Baumwolltuch in das kühle Milchprodukt, sodass das Tuch ordentlich durchfeuchtet wird, wringen Sie es dann leicht aus und legen Sie es behutsam auf die betroffenen Stellen. Binden Sie, wenn Sie möchten, ein trockenes Tuch darüber. Lassen Sie den Wickel so lange einwirken, wie er angenehm auf der Haut ist.

SCHWARZTEEAUFLAGE

Machen Sie eine Teebehandlung: Geben Sie einen Beutel Schwarztee kurz in kochendes Wasser und lassen Sie ihn dann auskühlen. **Betupften Sie die verbrannte Haut** ganz vorsichtig damit.

ESSIGWASCHUNGEN

Mischen Sie Wasser und Obstessig im Verhältnis 2:1. Waschen Sie die verbrannte Haut **über einen Zeitraum von zwei Stunden alle zehn Minuten** mit verdünntem Obstessig ab.

SCHÜTZEN SIE IHRE SCHÜTZLINGE!

Kleine Kinder haben eine dünne und pigmentarme Haut, dementsprechend empfindlich reagieren sie auf Sonnenlicht. Angesagt sind: Schatten, Kopfbedeckungen, passende leichte Kleidung sowie entsprechend sanfte Schutzcremes mit sehr hohem Lichtschutzfaktor. Babys und Kleinkinder sollten gar nicht in die direkte Sonne!

„Es ist leider so: Die Haut ist nachtragend und kann weder vergessen noch verzeihen."

VERBRENNUNGEN

Ein kleiner Moment der Unachtsamkeit beim Bügeln oder Backen und schon – aua! – hat man sich verbrannt. Weil auch und gerade kleine, oberflächliche Verbrennungen sehr schmerzen können, ist rasches Handeln angesagt. Also schnell unter den Wasserhahn mit der verbrannten Stelle und handwarmes Wasser darüberlaufen lassen.

Je kälter, desto besser, war lange Zeit das Erste-Hilfe-Credo bei Brandverletzungen, inzwischen rät man davon aber ab, zu viele schwer unterkühlte Kinder sind in Notfallambulanzen gelandet. Benutzen Sie also keinesfalls sehr kaltes Wasser oder Eiswürfel, da die bereits beeinträchtigten Hautzellen sonst Gefahr laufen, abzusterben oder schlechter zu verheilen. Bei Verbrennungen im Gesicht oder an anderen, schwer unter den Wasserhahn zu kriegenden Körperteilen helfen kühle feuchte Tücher.

Achtung: Bei Kindern nur Verletzungen an Armen und Beinen kühlen, aber keine Wunden an Kopf oder Körperstamm.

RUFEN SIE 144!

....

Verständigen Sie bei großflächigen und tieferen Verbrennungen sofort die Rettung, eine ärztliche Versorgung ist in diesen Fällen unumgänglich. Probieren Sie keinesfalls, selbst herumzudoktern!

KEINE GEEIGNETEN HAUSMITTEL!

....

Immer wieder machen gewisse Empfehlungen in Sachen „natürliche Hilfsmittel bei Verbrennungen" die Runde. Doch nein, Öl, Butter, Honig oder Mehl sind nicht für den Einsatz bei Brandverletzungen geeignet! Mit diesen Zutaten backen Sie lieber einen Kuchen!

GEDANKEN EINER MUTTER

....

Man mag ja gar nicht daran denken, sollte sich der Tatsache aber dennoch bewusst sein: Verbrennungen und Verbrühungen zählen, wie die Statistik eindeutig zeigt, zu den häufigsten Unfällen bei Kindern. Besonders gefährdet sind zwei- bis vierjährige Entdecker, die in ihrer ungestümen Neugier geschwind einmal zugreifen ... und dann vielleicht die Tasse mit dem kochend heißen Tee erwischen oder das Kabel des Bügeleisens. Doppelte und dreifache Vorsicht mag manchmal unangebracht sein, beim Schutz vor (Kinder-)Unfällen ist sie jedoch notwendig. Denken Sie nur daran, wie schnell zehn Prozent der Hautoberfläche des Kindes betroffen sein können – und das ist bereits äußerst gefährlich! Im Internet finden Sie Listen mit geeigneten Maßnahmen, die leicht umzusetzen sind und Ihr Kind vor bösen Verletzungen schützen.

Und sollte doch einmal etwas passieren (Gott bewahre!): Lassen Sie jede (!) Verbrennung im Kindesalter von einer Ärztin begutachten.

SAUERKRAUTSAFT

Eine **Auflage mit Sauerkrautsaft** kann die Beschwerden bei leichten Verbrennungen ohne offene Wunde lindern. Tränken Sie ein sauberes Baumwoll- oder Leinentuch mit der Flüssigkeit und legen Sie es auf die betroffene Hautstelle. Alternativ können Sie auch Schachtelhalmtee verwenden.

ALOE-VERA-GEL

Das Gel der Aloe vera (siehe Seite 59) **wirkt kühlend und antibakteriell** und unterstützt deshalb den Heilungsprozess der Haut.

EIWEISS

Hier hätte ich ein klassisches Hausmittel: Eiweiß kann **als natürliches Pflaster** bei Verbrennungen dienen und so Infektionen verhindern. Trennen Sie ein Ei und streichen Sie das Eiweiß vorsichtig auf die betroffene Hautstelle. Manche schwören auf Zitronensaft und geben noch etwas dazu!

MITTEL GEGEN SONNENBRAND

Die Anwendungen gegen einen Sonnenbrand sind auch bei leichten Verbrennungen, nichts anderes ist schließlich ein Sonnenbrand, hilfreich!

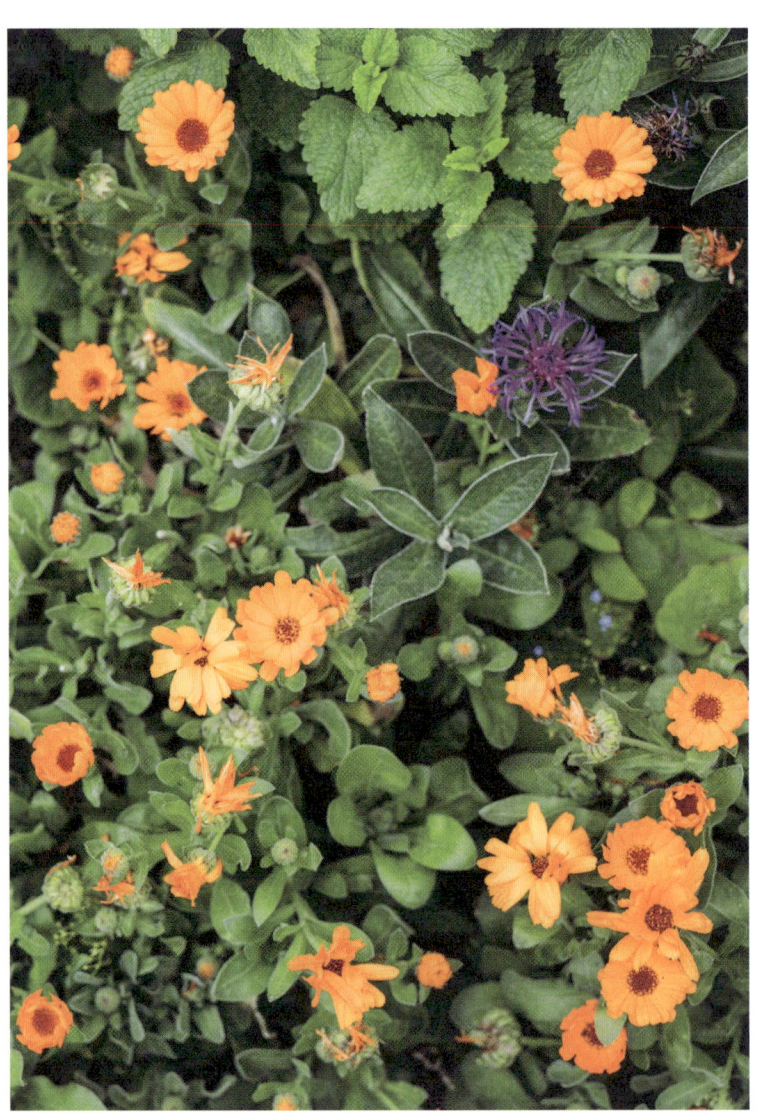

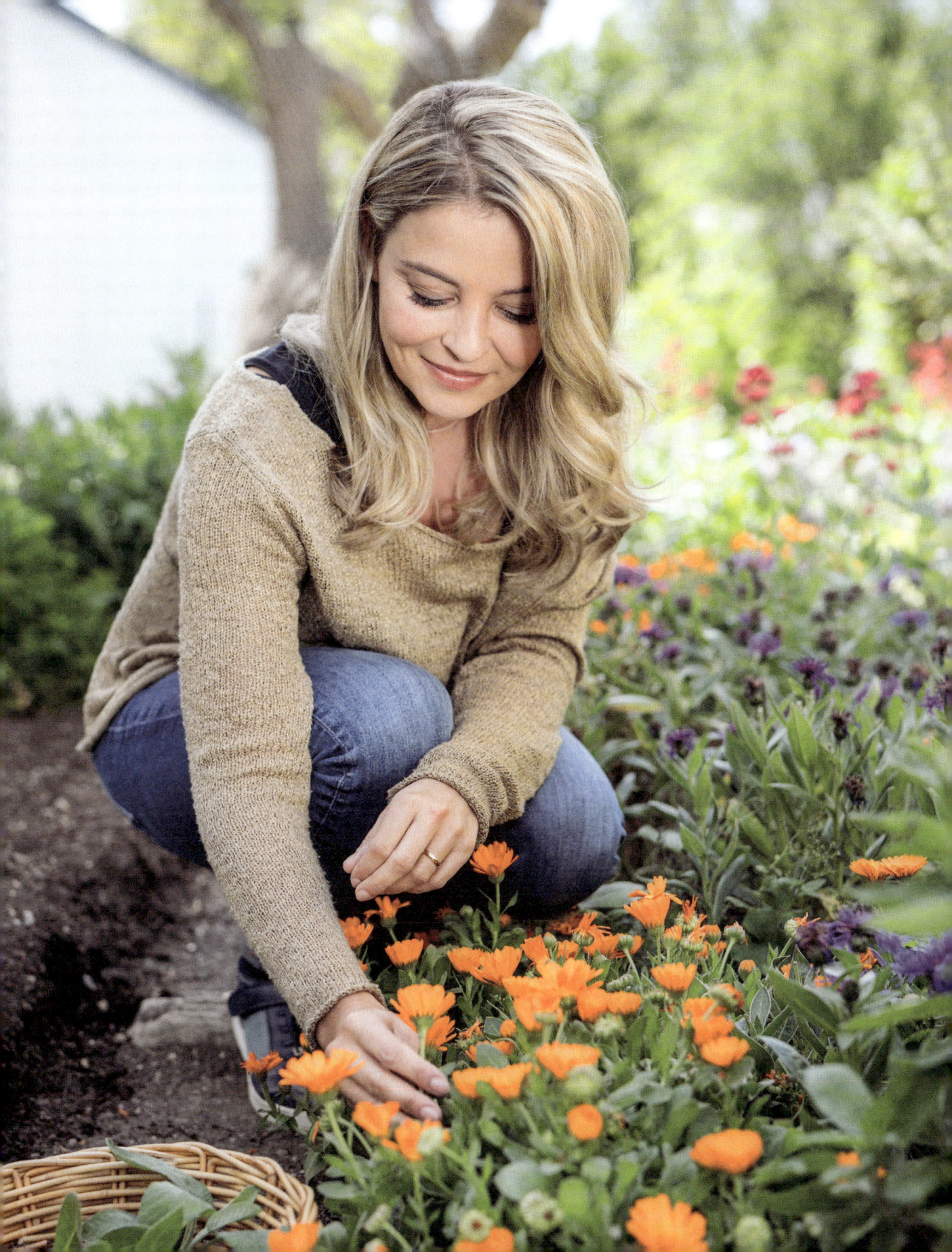

Verdauung

APPETITLOSIGKEIT

Kennen Sie das? Sie sind hungrig, haben aber keine Lust zu essen, rühren freudlos in Ihrer Suppe herum oder schieben die sonst so geliebten Marillenknödel auf dem Teller hin und her. Anders als Hunger wird Appetit nicht durch körperliche Mangelerscheinungen wie etwa einen zu geringen Blutzuckerspiegel ausgelöst, sondern durch andere Faktoren bestimmt. Die psychische Konstellation, Hormone oder Sinneseindrücke spielen hier eine Rolle.

Es ist oft nicht leicht auszumachen, warum man nichts essen mag. Man sollte aber versuchen, den Gründen auf die Spur zu kommen – auch um zu verhindern, dass man mit wichtigen Nährstoffen nicht mehr gut versorgt ist. Fehlt jedoch nur zwischendurch die Lust auf's Essen, sind die Appetitanreger aus der Hausmittelapotheke eine gute Lösung.

BITTERKLEETEE

1 TL der getrockneten Bitterkleeblätter mit 250 ml kaltem Wasser übergießen, kurz aufkochen und fünf bis zehn Minuten ziehen lassen. Für die potentere Variante geben Sie die Kräuter für einige Stunden bzw. über Nacht ins kalte Wasser und erwärmen Sie den Tee nach dem Abseihen nur leicht.

Zwei Tassen des abgekühlten und ungesüßten Tees, jeweils vor den Mahlzeiten eingenommen, dürfen es täglich sein. Lassen Sie den herben Tee kurz im Mund, auch wenn das schwerfällt. Leidet man an Magen- und Darmgeschwüren, bei denen eine Steigerung der Magensaftproduktion unerwünscht ist, soll der Bitterkleetee nicht angewendet werden. Abgeraten wird auch von einer Verwendung in der Schwangerschaft.

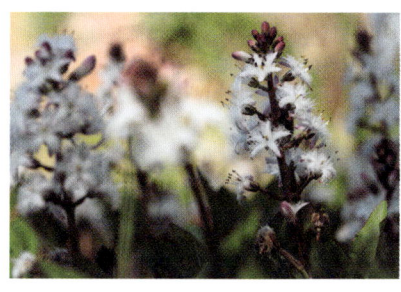

Der Bitterklee

Die in den Blättern des Bitterklees enthaltenen Iridoide sowie eine Reihe anderer Inhaltsstoffe wie etwa die Phenolcarbonsäuren wirken gegen Appetitlosigkeit, indem sie die Speichelproduktion und auch die Sekretion der Magensäfte fördern. Weil sie grundsätzlich auch die Darmfunktion verbessern, gilt der Bitterklee als gutes Mittel der Wahl bei allgemeinen Verdauungsproblemen.

ZWEITNAME FIEBERKLEE

In der Volksmedizin wurde der Bitterklee häufig auch bei fieberhaften Infekten gegeben, ein weitverbreiteter Name für die Pflanze ist deshalb Fieberklee. Mittlerweile hat man jedoch festgestellt, dass das Heilkraut keine fiebersenkenden Eigenschaften besitzt. Geschwächte, fiebernde Patienten profitieren aber durchaus von seinem appetitanregenden und stärkenden Effekt.

DIE GRÜNE FEE

Er galt als „Muse" der Maler und Literaten: Anfang des 20. Jahrhunderts war der Absinth in der Szene angesagt wie kein anderes Getränk – vor allem in Frankreich berauschte man sich daran. Van Gogh, Baudelaire, Rimbaud, Toulouse-Lautrec und viele andere waren große Absinth-Anhänger, Oscar Wilde soll ihm den mystischen Namen „grüne Fee" gegeben haben. Weil der exzessive Konsum des Getränks zu verheerenden Symptomen führe, und, wie es hieß, Wahnvorstellungen, Krämpfe und dergleichen mehr auslöse, wurde das böse Getränk schließlich in fast ganz Europa verboten – der Bann hielt zum Teil bis in die 1990er-Jahre.

Warum ich Ihnen das alles erzähle? Weil wir beim Wermut sind – ist dieses Kraut doch ein essenzieller Bestandteil der hochprozentigen Spirituose. Wermut enthält das Nervengift Thujon und kann unter anderem epilep-tische Anfälle oder schwere Nierenschäden verursachen. Heute ist man sich allerdings nicht sicher, ob die Thujonmenge im Absinth jemals ausgereicht hat, um toxisch zu wirken, oder ob nicht ein anderer Inhaltsstoff hauptverantwortlich für diverse „Begleiterscheinungen" war: der Alkohol.

Dennoch: Im Umgang mit dem Kraut sollte man eine gewisse Vorsicht walten lassen und z. B. ätherisches Wermutöl nicht innerlich anwenden. Auch der ständige Konsum von anderen Wermutprodukten ist nicht ratsam, Schwangere oder stillende Frauen sollten diese gar nicht zu sich nehmen. Generell gilt aber auch für den Wermut: Die Dosis macht das Gift. Teezubereitung aus Apotheke oder Reformhaus sind – und das ist erwiesen – wirklich hervorragende Verdauungshelfer und gerade bei Appetitlosigkeit besonders gut wirksam!

Der Wermut

Hippokrates setzte den Wermut gegen Gedächtnisschwund ein. 2.500 Jahre später haben Forschungen tatsächlich ergeben, dass Extrakte der Pflanze bestimmte Rezeptoren im Gehirn aktivieren und damit das Schwinden der Gedächtnisfunktion bei Alzheimerpatienten verlangsamen können.

Für unsere Zwecke sind die Bitterstoffe dieser vielseitigen Pflanze das ausschlaggebende Element, sie unterstützen die Verdauung und helfen gerade bei Appetitlosigkeit sehr gut.

WERMUTTEE

Drei Fingerspitzen Wermutkraut mit 150 ml heißem Wasser übergießen und ganz kurz, etwa eine Minute lang, ziehen lassen, dann abseihen.

Am besten trinkt man etwa eine Viertelstunde **vor jeder Mahlzeit eine Tasse** Wermuttee. Wegen seiner Wirkstoffe ist er ziemlich bitter – vielleicht schaffen Sie es dennoch, ihn ungesüßt zu trinken. Um den Geschmack etwas aufzupeppen, können Sie auch Pfefferminze zugeben.

LÖWENZAHNTEE

200 ml Wasser mit 1 TL getrockneter Löwenzahnwurzeln und -blätter erhitzen und eine Minute kochen. Topf vom Herd nehmen, Tee etwa zehn Minuten ziehen lassen und abseihen.

Zwei bis drei Tassen des würzig-herben bis leicht bitteren Tees können täglich getrunken werden. Für Diabetiker gilt: Am Abend zu sich genommen, ist das Löwenzahngetränk ein gutes Mittel, um nächtlichen Blutzuckerentgleisungen vorzubeugen.

ANGELIKATEE

1 TL zerkleinerte Angelikawurzel in einem Topf mit 150 ml kaltem Wasser übergießen und langsam zum Köcheln bringen. Den Topf vom Herd nehmen, den Tee zehn Minuten ziehen lassen, dann abseihen.

Zwei bis drei Tassen davon können täglich getrunken werden, Sonnenbäder sollte man danach vermeiden.

Ein paar gängige Sprüche, die jeder kennt, mit großem Wahrheitsgehalt

- Bewegung macht hungrig.
- Weniger Alkohol i(s)st mehr.
- Das Auge isst mit.
- In Gesellschaft isst es sich mit mehr Freude.

ACHTUNG, VERWECHSLUNGSGEFAHR & CO!

Kaufen Sie Ihren Angelikatee am besten in Apotheke oder Reformhaus. Bei Wildsammlungen ist die Gefahr einer Verwechslung mit anderen Pflanzen, etwa dem giftigen Gefleckten Schierling oder dem Riesenbärenklau, sehr groß. Aber auch wenn man die richtige Pflanze erntet, ist Vorsicht geboten: Hautkontakt kann eine Dermatitis, also eine entzündliche Reaktion der Haut, verursachen oder gegen Sonnenlicht sensibilisieren.

Der Löwenzahn

Die meisten Menschen, vor allem jene, die sich gärtnerisch betätigen, betrachten die gelbe Blume nur als lästiges Unkraut. Ich kenne einige, die sich tagtäglich auf die Pirsch machen, um dem gefährlichen Rasenfeind beizukommen. Medizinisch betrachtet ist der Löwenzahn fast ein kleines Wunderkraut, das wegen seiner Zucker-, Schleim- und Bitterstoffe gegen viele Beschwerden eingesetzt wird. Vor allem die Bitterstoffe machen ihn zum Appetitanreger. Die Pflanze steigert die Magensaftsekretion und kurbelt somit den Stoffwechsel an. Und sie wirkt auch diuretisch, also harntreibend, was den Löwenzahn zu einem beliebten Mittel bei Durchspülkuren macht. Ein weiterer Pluspunkt: Die Teeaufbereitung wirkt krampflösend und entzündungshemmend. Im Rahmen von Versuchen haben sich zudem erste Anzeichen dafür gefunden, dass der Löwenzahn der Bildung von Magengeschwüren entgegenwirken kann. Es bleibt also spannend.

Die Arznei-Engelwurz

Die Ärzte der Renaissance setzten die Angelika bzw. Arznei-Engelwurz zur Bekämpfung der Pest ein – angeblich mit Erfolg. Auch wenn Epidemien und Grippewellen durchs Land zogen, vertraute man auf die antibakteriell wirkenden Wurzeln und verwendete sie quasi als Kaugummi. Heute gilt die Angelika als eine der besten Freundinnen unseres Verdauungstraktes. Der bittere Geschmack des Teeaufgusses sorgt dafür, dass sich mehr Magensäure, Gallensäuren und Enzyme der Bauchspeicheldrüse bilden – und das wiederum macht Appetit und bringt unsere Verdauung in Schwung.

BLÄHUNGEN

Der Anis

Das Gewürz gilt wegen seiner krampflösenden Wirkung als traditionelles Heilmittel gegen Blähungen. Verwendet werden die wie Samen aussehenden Anisfrüchte, sie enthalten Anisöl und damit den Wirkstoff Anethol. Weil Anis die Drüsen im Magen anregt, mehr Magensaft zu produzieren, fördert er auch die Verdauung.

Wir reden nicht gerne darüber, obgleich wir sie alle kennen und – ja, ich spreche es hier aus – obwohl wir alle mehr oder weniger davon geplagt werden: Wenn zu viel Luft im Darm steckt, weil wir beim hastigen Essen zu viel davon geschluckt haben oder weil die Bewohner unseres Darms beim Partymachen mit ihrer Gasproduktion übers Ziel hinausgeschossen sind, dann müssen wir diese Gase irgendwie ablassen. Zurückhaltung sollte man dabei nur so lange üben, wie es unsere gesellschaftlichen Konventionen verlangen – und die sind heute und hierzulande nun einmal etwas eng. Zu anderen Zeiten gehörte es auch bei uns durchaus zum guten Ton (!), der Sache ihren Lauf zu lassen.

Flatulenzen, wie sie unter Medizinern heißen, sind an sich also völlig normale Erscheinungen und kein Grund zur Besorgnis, auch wenn sie hin und wieder nicht besonders gut riechen. Als unnatürliche Störungen gelten sie erst, wenn sie uns über eine längere Zeit plagen oder wenn sie eine sehr hohe Frequenz haben und von anderen Beschwerden begleitet werden.

BLÄHBOY UND BLÄHGIRL

....

Manche Babys leiden in den ersten drei bis fünf Lebensmonaten unter starken Blähungen, ihre kleinen Bäuche sind während dieser Zeit meist ganz hart. Den Grund dafür hat man noch nicht hundertprozentig ausfindig gemacht, es gibt aber Vermutungen, etwa dass die Darmflora erst aufgebaut werden muss oder dass manche Verdauungsenzyme noch nicht vorhanden sind und diese Kinder darauf sehr sensibel reagieren. Gerne gibt man den Babys dann Tee aus Fenchelsamen oder Anisfrüchten.

Die beiden Gewürze enthalten allerdings, wie z. B. auch Basilikum, Estragon und Muskatnuss, zwei Stoffe, die im Tierversuch krebserregend waren: Estragol und Methyleugenol. Für den Menschen konnte man diese Wirkung bis dato nicht nachweisen. Dennoch: Machen Sie das Trinken von Fenchel- und Anistee nicht zur Dauereinrichtung.

ANISTEE

½ TL getrocknete, zerstoßene Anisfrüchte mit 200 ml kochendem Wasser übergießen und zehn bis 15 Minuten zugedeckt ziehen lassen, dann abseihen.

Mehr als drei Tassen täglich sollten Erwachsene nicht zu sich nehmen, Kinder dementsprechend weniger. Säuglingen und Kleinkindern können Sie 1 TL Anistee in die Milchflasche geben.

FENCHELTEE

Trinken Sie bei Bedarf eine Tasse des frisch gekochten Tees (siehe Seite 40), mehr als zwei Tassen pro Tag sollten es jedoch nicht sein. Und achten Sie darauf, dass Kinder nicht mehr **als 50 ml verdünnten Fencheltee pro Tag** zu sich nehmen.

FENCHELÖL

Eine Massage mit ätherischem Fenchelöl kann ebenfalls dazu beitragen, dass die Blähungen lockerer werden und leichter abgehen. Für Babys ist das eine gute Alternative, die sie sich gerne „gefallen lassen". Und es gehört doch sowieso viel mehr berührt, liebkost und geschmust!

KÜMMELTEE

1 TL zerstoßene Kümmelsamen mit 150 ml heißem Wasser aufgießen und zehn bis 15 Minuten ziehen.

Zwei- bis viermal täglich eine Tasse warmer Kümmeltee zwischen den Mahlzeiten sind ein gutes Anti-Blähmittel.

KÜMMELMILCH

Besonders Kinder mögen oft lieber Kümmelmilch: 1 TL Kümmelfrüchte mit 200 ml heißer Milch übergießen, zehn Minuten ziehen lassen und abseihen. **Langsam und schluckweise trinken.**

KÜMMELÖL

Anstelle der Kümmelfrüchte kann man auch das daraus isolierte ätherische Öl nutzen und **wenige Tropfen davon in einem Glas Wasser einnehmen** – allerdings nicht über einen längeren Zeitraum. Die Dosis sollte für Erwachsene und Kinder ab vier bei maximal drei bis sechs Tropfen täglich, bei Kindern zwischen eins und vier aber nur bei ein bis zwei Tropfen liegen. Ätherische Öle dürfen bei Babys und Kleinkindern nur mit besonderer Vorsicht angewendet werden, weil die flüchtigen Bestandteile des Öls Atemnot verursachen können.

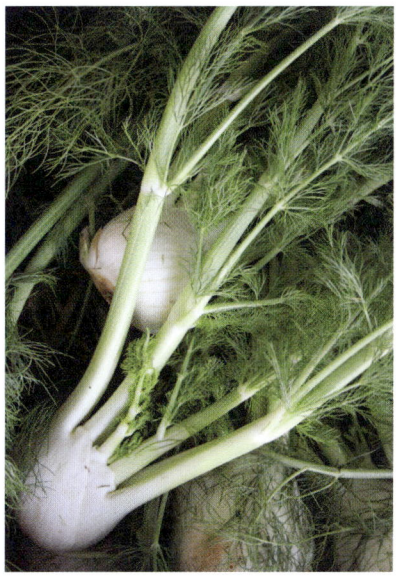

Der Fenchel

Wen erinnert sein Geruch nicht an die frühe Kindheit: Fencheltee ist ein altbewährtes Hausmittel gegen Bauchweh und Blähungen, vor allem für Säuglinge und Kleinkinder ist er ein Klassiker. Verwendet werden dafür die Samen der Gemüsepflanze. Sie enthalten viele verschiedene Wirkstoffe, unter anderem Fenchon und Anethol.

Der Kümmel

Die Samen der Kümmelpflanze entspannen die Muskulatur des Verdauungstrakts und wirken damit einer Gasbildung entgegen. Sie gelten als wirksamstes Mittel gegen Blähungen, können aber auch bei anderen Verdauungsproblemen Linderung verschaffen: Als Beigabe zu manchen Speisen machen sie diese leichter verdaulich. Achtung: Menschen mit Leberschäden oder Gallenbeschwerden sollten Kümmel nicht anwenden.

WAS NOCH IM TEE STECKEN KANN

Eine Schweizer Freundin meiner Mutter macht einen hervorragenden „Almtee". Ich habe viele Jahre die Kräuter dafür gesammelt und bin erst im Rahmen meiner Phytotherapieausbildung draufgekommen, dass ein Bestandteil dieser Tee-mischung, nämlich der Huflattich, Pyrrolizidin-alkaloide (PA) enthält. Diese Stoffe schädigen die Leber und zeigen im Tierversuch eine erbgutver-ändernde und krebsauslösende Wirkung. Außer im Huflattich sind sie u. a. auch im Borretsch oder im Beinwell zu finden.

Leider können Pyrrolizidinalkaloide durch das Miternten von PA-haltigem Unkraut auch in andere Tees gelangen – seit Jahren wird deshalb diskutiert, ob der Dauerkonsum von Tee krebs-erregend ist. Das deutsche Bundesinstitut für Risikobewertung erachtet z. B. die PA-Werte in handelsüblichen Kräutertees für zu hoch und rät, bei der Auswahl auf Abwechslung und Vielfalt zu achten. Insbesondere Eltern wird empfohlen, ihren Kindern nicht ausschließlich Kräuter- oder Eistee, der auf Schwarzteebasis hergestellt wurde, anzubieten.

Das heißt jetzt freilich nicht, dass Sie Ihren Kindern bei Blähungen keinen Fencheltee mehr geben können – lassen Sie es einfach nicht zur Dauereinrichtung werden. Und kaufen Sie nicht immer den gleichen Tee, sondern greifen Sie zu Produkten unterschiedlicher Anbieter.

Übrigens, was ich noch erwähnen sollte: Der „Almtee" kommt jetzt ohne Huflattich aus!

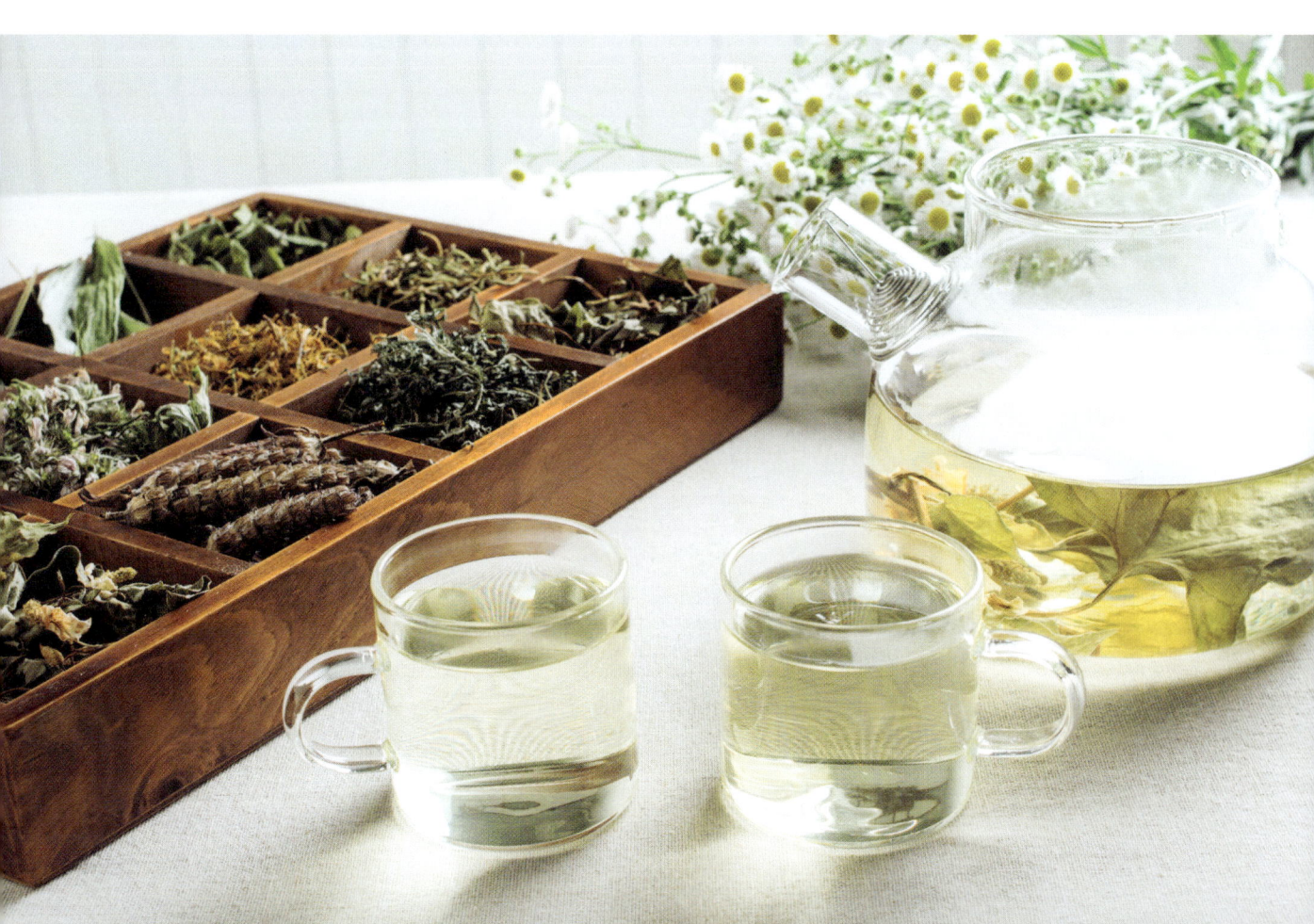

DURCHFALL

Und noch ein Verdauungs-Tabuthema: der Durchfall, d. h. die mehr als dreimal täglich stattfindende Entleerung eines wässrigen oder breiigen Stuhls. Was da jetzt sehr förmlich klingt, geht in Wirklichkeit weniger förmlich ab, erst recht, wenn man gleichzeitig unter Übelkeit leidet und nicht weiß, wie bzw. mit welchem Körperteil man sich der Kloschüssel am besten nähern sollte, vorausgesetzt, man erreicht sie überhaupt schnell genug!

Die Ursachen dafür, dass wir da einiges möglichst rasch wieder loswerden möchten, sind vielfältig, meist tragen jedoch Bakterien und Viren die Schuld an der Misere. Haben sie das Weite gesucht, verschwindet auch der Durchfall wieder. Zum Arzt sollte man auf jeden Fall, wenn eine Durchfallerkrankung besonders heftig auftritt oder lange anhält und erst recht, wenn sie chronisch geworden ist.

Eine spezielle Sonderform der unangenehmen Sache ist jene, die uns gerne auf Reisen heimsucht: Unsere Darmflora ist zwar so „persönlich" wie unser Fingerabdruck, hat aber, auch wenn's komisch klingt, regionale Ausprägungen. Wenn dann, in fernen Landen, andere Bakterien mitmischen wollen, gerät das fragile Gleichgewicht ins Wanken und es ereilt uns Montezumas Rache. Ich halte mich, vor allem, wenn ich in exotischen Gefilden unterwegs bin, an den simplen Grundsatz: Cook it, boil it, peel it or forget it! Bisher hat das meist ganz gut funktioniert – und ich konnte den Blick aufs Meer auch von der Strandbar aus genießen, nicht nur vom Hotelbett.

HEIDELBEERTEE

5–10 g zerquetschte getrocknete Beeren in einem Topf mit 200 ml kaltem Wasser übergießen, erhitzen und zehn Minuten leicht köcheln lassen, dann abseihen.

Die empfohlene Tagesdosis liegt bei 20 bis 60 Gramm, man kann also **gegebenenfalls mehrere Tassen Heidelbeertee trinken.** Kinder kauen vielleicht lieber die getrockneten Beeren oder nehmen sie, in Wasser eingeweicht, zerdrückt und verrührt, als Brei zu sich. Mehrmals täglich zehn Gramm sind okay.

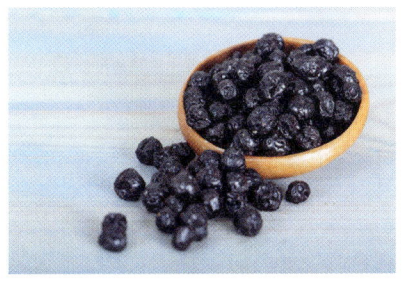

Heidelbeeren

Getrocknete Schwarzbeeren, wie Heidelbeeren in weiten Teilen Österreichs genannt werden, wirken aufgrund ihres Gerbstoffgehaltes stopfend und sind deshalb ein gutes Hausmittel bei akuten oder unspezifischen Durchfallerkrankungen. Frische Früchte hingegen haben eine leicht abführende Wirkung. Auch Heidelbeerblätter können in Teeform gegen Durchfall eingesetzt werden.

Die Wirkung der Gerbstoffe in der Heidelbeere wird durch die Farbstoffe der Frucht unterstützt. Die Kulturheidelbeere hat lediglich eine blaue Schale, während bei der europäischen Form die gesamte Frucht gefärbt ist – diese ist somit potenter und besser als Heilmittel einsetzbar!

Der Apfel

Die Schale eines Apfels enthält Pektine und das sind pflanzliche Geliermittel. Sie bewirken nicht nur, dass man Apfelmarmelade ohne Gelierzucker herstellen kann, sondern binden auch überschüssiges Wasser im Darm und sind daher ein gutes Hausmittel gegen Durchfall, da sie den Stuhl etwas eindicken.

Karotten

Dem Kinderarzt Ernst Moro gelang es zu Beginn des 20. Jahrhunderts, die Sterberate von Kindern mit Durchfallerkrankungen drastisch zu senken – mithilfe seiner Karottensuppe. Sie bestand aus lediglich drei Zutaten: Karotten, Wasser und etwas Salz. Heute ist belegt, warum sie so gut wirkt: Durch das lange Kochen entstehen Zuckerketten, die den Darmrezeptoren zum Verwechseln ähnlich sind. Die Durchfallerreger docken daran an und nicht an der Darmwand – und können einfach mit dem Stuhl ausgeschieden werden. Die Suppe versorgt den Körper zudem mit Flüssigkeit und Mineralstoffen und das reichlich enthaltene Provitamin A pflegt die Schleimhäute des Darms.

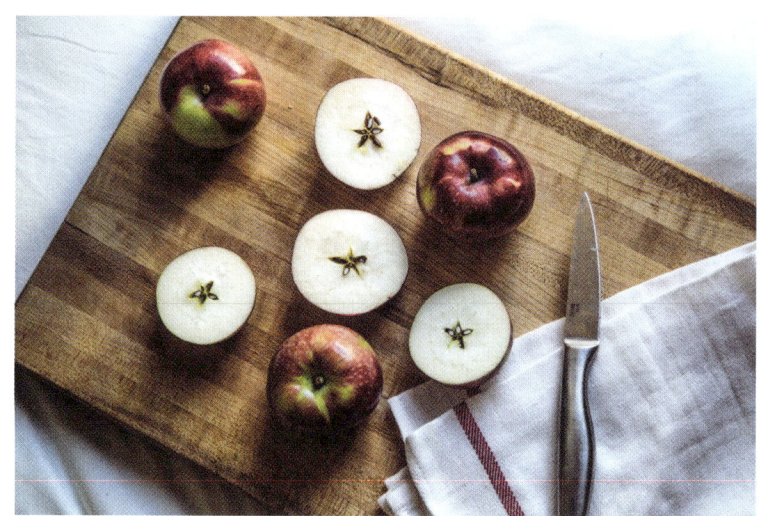

GERIEBENER APFEL

Seine Wirksamkeit entfaltet das Pektin am besten, wenn Sie den gut gewaschenen **(vorzugsweise Bio-)Apfel mitsamt der Schale** mit einer Glas- oder Gemüsereibe fein reiben und dann etwa eine Viertelstunde ruhen lassen, bis er leicht bräunlich ist. Drei geriebene Äpfel pro Tag sind ein klassisches Hausmittel bei Durchfall.

KAROTTENSUPPE

½ kg Karotten waschen und in kleine Stücke schneiden. 1 l Wasser zum Sieden bringen, Karottenstücke zugeben und 1½ Stunden kochen lassen. Mit 1 TL Salz würzen.

STELLUNGNAHME

HAUSMITTEL COLA UND SALZSTANGERLN?

Endlich Cola trinken so viel man will? Und dazu ohne Ende Salzstangerln knabbern? Was klingt wie der Kindertraum schlechthin, hält sich als Empfehlung hartnäckig. Verzeihen Sie, wenn ich da etwas zurechtrücken muss (und sagen Sie Ihren Kindern nicht, dass ich es war!).

Der Durchfall entzieht dem Körper Wasser und Elektrolyte. Salzstangerln versorgen uns zwar mit Natriumchlorid, was wir jedoch genauso dringend brauchen, sind Kalium, Kalzium und Magnesium. Cola liefert Glukose, die für einen ausgeglichenen Elektrolythaushalt ebenfalls wichtig ist – allerdings ist der Zuckergehalt von Cola eindeutig zu hoch und das kann den Durchfall verstärken, statt ihm Einhalt zu gebieten. Mit Elektrolytgetränken aus der Apotheke ist man da – auch auf Reisen – besser bedient (ich weiß, faaaaaaaaaaaaad!).

Die Suppe kann mehrmals am Tag gegessen werden, zwingen sollte man sich jedoch nicht dazu, sondern immer nur so viel zu sich nehmen, wie man gerade verträgt und mag.

KORIANDERTEE

1 TL Korianderfrüchte mit heißem Wasser übergießen, mindestens zehn Minuten ziehen lassen.

In kleinen Schlucken während oder nach den Mahlzeiten trinken. Achtung: Weil Koriander die Aktivität der Gebärmutter steigern kann, sollten Schwangere darauf verzichten.

Der Koriander

Das grüne Kraut der Pflanze und ihre Früchte sind viel mehr als nur ein feines Gewürz: Die zahlreichen sekundären Pflanzenstoffe leisten in unserem Organismus unermüdlich Aufräumarbeiten, das ätherische Öl regt die Verdauung an und, was in unserem Fall hier wichtig ist, die antibakteriellen Eigenschaften setzen dem durch Bakterien hervorgerufenen Durchfall ein Ende.

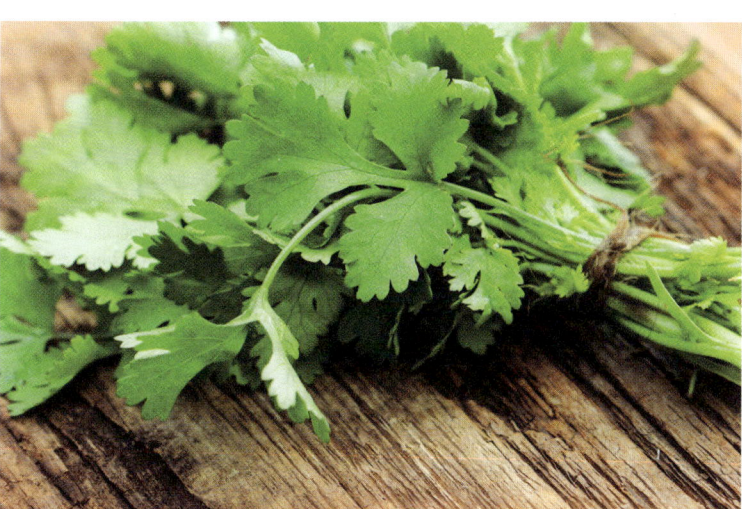

GALLENSTEINE

„Gerade auch bei Hausmitteln gegen Gallenleiden muss man bedenken: Mittel nehmen und, schwupp, fort ist alle Unbill – das funktioniert leider nicht."

Verfestigt sich Gallenflüssigkeit, entstehen früher oder später Gallensteine – millimeterkleine oder einige Zentimeter große Gebilde, die allein oder in Gesellschaft auftreten. Befinden sie sich in der Gallenblase und verlegen sie keine Gallengänge, dann tun sie auch nicht weh. Äußerst schmerzhaft wird es jedoch, wenn Gallensteine im Hauptgallengang stecken bleiben und dort alles blockieren: Wer jemals eine Kolik erlebt hat, weiß, wovon ich rede. Gallensteinleiden, die Symptome auslösen, sollten sofort behandelt werden. Bleiben Beschwerden aus, sind meist auch keine medizinischen Maßnahmen notwendig.

Hausmittel helfen, den Ablagerungen vorzubeugen, und können auch eine Gallensteinbehandlung auf natürliche Art und Weise unterstützen.

Apfelessig

Weil Apfelessig die Produktion von Cholesterin in der Leber reduziert, senkt er den häufigsten Auslöser von Gallensteinen. Zudem unterstützt er die Ausschwemmung schädlicher Stoffe aus dem Körper und hilft, den pH-Wert ins Gleichgewicht zu bringen, die Gallensteine aufzulösen und die Schmerzen zu lindern.

Der Löwenzahn

Die Pflanze enthält mehrere bitter schmeckende Substanzen. Diese Bitterstoffe unterstützen die Gallensaftausscheidung aus der Leber und verbessern die Fett- und Cholesterinverarbeitung – wovon in weiterer Folge die Gallenblase profitiert.

APFELESSIGTRUNK

Melden sich die Gallensteine, hilft das, die Schmerzen zu reduzieren: Geben Sie **1 EL Apfelessig in ein Glas Wasser,** rühren Sie kräftig um – und dann runter damit.

LÖWENZAHNTEE

Bis zu drei Tassen Löwenzahntee (siehe Seite 99) täglich tun der Galle gut.

KURKUMATEE

1–2 TL Kurkumapulver mit 200 ml kochendem Wasser übergießen, fünf Minuten zugedeckt ziehen lassen und abseihen.
Jeweils vor den Mahlzeiten eine Tasse trinken, als Tagesdosis gelten drei Gramm der getrockneten Wurzel. Wer mag, kann auch andere galletreibende Pflanzen wie die Pfefferminze beimischen.

STILLE PROPHYLAXE

....

Täglich mindestens 2 l stilles Wasser zu trinken, ist eine gute Gallensteinprophylaxe. Es spült die Leber und verdünnt die Gallenflüssigkeit, die sonst eindicken kann – was letztendlich zur Bildung von Gallensteinen führt.

REIZDARM

„Mit Ihrem Darm ist alles in Ordnung" – für Menschen, die sich endlich entschlossen haben, ihren chronischen Bauchbeschwerden auf den Grund zu gehen, ist das zweifellos eine gute Nachricht. Die Ratlosigkeit bleibt dennoch: An der Sache, für die es scheinbar keine organischen Ursachen gibt, hat sich schließlich nichts geändert, auch wenn sie jetzt einen Namen hat: Reizdarm.

Es gibt Schätzungen, dass in Deutschland etwa jeder siebte Erwachsene an den sogenannten „funktionellen Darmbeschwerden" leidet, viele Ärzte gehen aber von einer höheren Dunkelziffer aus. In Österreich ist die Situation wohl nicht viel anders. Für die Betroffenen bedeutet das eine enorme Einschränkung der Lebensqualität. Der Diarrhoetyp hat ständig Durchfall und traut sich kaum mehr aus dem Haus. Der Obstipationstyp leidet fortgesetzt unter Verstopfung. Für den Schmerztyp ist schlimmes Bauchweh ein Dauerzustand. Beim Blähtyp können Gasansammlungen im Darm dazu führen, dass die Konfektionsgröße abends um ein paar Nummern größer ist als morgens nach dem Aufwachen. Von der psychischen Belastung will ich gar nicht reden ...

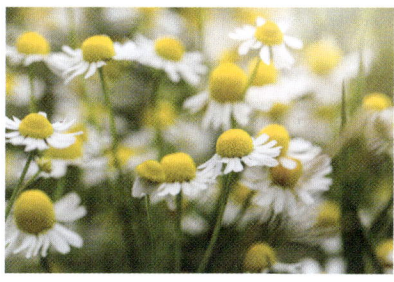

Die Kamille

Es gibt nur wenige Heilpflanzen, deren Wirkungskreis so groß ist wie jener der Kamille. Ihre Blüten scheinen nahezu ein Allheilmittel zu sein, gelten als entzündungshemmend, krampflösend, entblähend, beruhigend, antibakteriell, pilzhemmend etc. und finden ob ihrer Eigenschaften natürlich auch bei Verdauungsproblemen Anwendung – etwa, weil sich ihre Schleimstoffe schützend auf die Schleimhäute des Verdauungstraktes legen.

Was man wissen sollte: Es gibt unterschiedliche Kamillen mit unterschiedlichen Inhaltsstoffen. Was auf heimischen Wiesen wächst, ist nicht immer die heilkräftige Echte Kamille mit ihrer kugeligen Mitte, dem hohlen Blütenboden, dem weißen Rand aus Blütenblättern und dem charakteristischen Kamillenduft. Achten Sie beim Sammeln also auf die genannten Attribute.

NICHT AUFGEBEN, ABER RUHIG BLEIBEN

....

Sind auch Sie mit der Diagnose „Reizdarm" konfrontiert, kann ich Ihnen nur raten: Bleiben Sie am Ball, suchen Sie weiter nach den Auslösern Ihrer Beschwerden, aber ohne Zwang und Eile, denn gerade Stress triggert hier sehr. Schreiben Sie, wenn Sie mögen, ein Ernährungstagebuch, im Internet gibt's verschiedene Vorlagen. Bewegen Sie sich ausreichend, achten Sie auf einen regelmäßigen Schlafrhythmus, vielleicht ist auch eine Gesprächstherapie hilfreich.

„Wenn ich drei Heilkräuter auf die einsame Insel mitnehmen könnte – die Kamille wäre auf jeden Fall dabei. Bei den anderen beiden tue ich mir schwer, es gibt so viele tolle und wirksame Pflanzen. Die Brennnessel? Der Lavendel?"

Der Salbei

Salbei leitet sich vom lateinischen Begriff „salvare" ab, was so viel wie „heilen" bedeutet. In den graugrünen Blättern stecken ätherisches Öl, Triterpene, Gerbstoffe und vor allem der Bitterstoff Picrosalvin – und gerade dieser kann die Tätigkeit von Magen und Darm gut unterstützen. Bei Krämpfen, Blähungen, unregelmäßiger Verdauung und starken Schmerzen lindert die Einnahme von Salbei als Tee oder Tinktur die Symptome.

Nicht jeder reagiert jedoch positiv auf die Inhaltsstoffe der Pflanze. Unter Umständen kann eine Einnahme sogar kontraproduktiv sein und beispielsweise Magenbeschwerden auslösen. Stillende Mütter sollen bedenken, dass Salbei auch eine Hemmung der Milchdrüsensekretion bewirkt.

KAMILLENTEE

1 EL Kamillenblüten mit 200 ml kochendem Wasser übergießen, fünf bis zehn Minuten zugedeckt ziehen lassen, abseihen.

Bei chronischen Darmbeschwerden kann der Kamillentee **zwei bis drei Monate lang kurmäßig getrunken werden,** pro Tag können es drei bis vier Tassen sein.

Fügt man dem Tee hin und wieder einige Tropfen Kamillentinktur bei, kommt auch das ätherische Öl, das darin steckt, zur Wirkung.

KAMILLENTINKTUR

Geben Sie etwa eine Handvoll frische oder getrocknete Kamillenblüten in ein Glas mit Schraubdeckel und gießen Sie so viel Doppelkorn darüber, dass die Kräuter gut bedeckt sind. Verschließen Sie das Glas. Lassen Sie die Tinktur eine Woche an einem warmen Ort stehen, schütteln Sie sie zwischendurch immer wieder. Seihen Sie die Flüssigkeit dann in eine dunkle Glasflasche ab. **Dreimal täglich 1 TL Kamillentinktur in einem Glas Wasser** hilft Ihrer Verdauung.

SALBEITINKTUR

Schneiden Sie eine Handvoll Salbeiblätter klein, geben Sie sie in ein Schraubdeckelglas und übergießen Sie sie gut mit Doppelkorn. Lassen Sie das verschlossene Glas zwei bis vier Wochen an einem warmen Ort stehen. Schütteln Sie die Tinktur täglich. Hat sie Farbe angenommen, wird sie abgeseiht und in eine dunkle Glasflasche gefüllt.

Wer von Verdauungsproblemen geplagt wird, **kann dreimal täglich 1 TL Salbeitinktur** in einem Glas Wasser zu sich nehmen.

LÖWENZAHNTINKTUR

Schneiden Sie etwa vier bis fünf gereinigte Löwenzahnwurzeln in Stücke und geben Sie sie in ein Glas mit Schraubdeckel. Gießen Sie dann etwa ½ l hochprozentigen Korn darüber. Lassen Sie diesen Ansatz drei Wochen lang an einem warmen Ort ziehen und seihen Sie die Tinktur anschließend in eine dunkle Flasche ab.

2 EL Löwenzahntinktur in einem Glas Wasser vor dem Essen getrunken, das tut der Verdauung gut und allen Organen, die damit beschäftigt sind.

LÖWENZAHNKAFFEE

Rösten Sie eine getrocknete Löwenzahnwurzel bzw. einige getrocknete Wurzelstücke ganz sanft ohne Öl in der Pfanne an. Achtung: Der Löwenzahn kann sehr leicht anbrennen! Mahlen Sie die Wurzel dann in einer Kaffeemühle oder mörsern Sie sie fein. Geben Sie einen 1 TL Wurzelpulver in etwa 200 ml Wasser und kochen Sie das Ganze kurz auf. Lassen Sie den Kaffee rund fünf Minuten ziehen und gießen Sie ihn anschließend durch einen Kaffeefilter. **Wer mag, gönnt sich hin und wieder eine Tasse des (darm-)gesunden Löwenzahnkaffees.** Und? Schmeckt's? Gar nicht so schlecht, oder?

FRÜHJAHRSKUR MIT LÖWENZAHN

Eine achtwöchige Frühjahrskur mit täglich zwei Tassen Löwenzahntee (Rezept S. 99) ist nicht nur eine gute Blutreinigungskur, sondern auch eine hervorragende Sache für den gesamten Verdauungstrakt.

AUF WURZELERNTE

Wir sind ihm beim Thema Verdauung bereits öfter begegnet, dem guten Löwenzahn. Weil er unseren Stoffwechsel so wunderbar unterstützt, darf er natürlich auch nicht fehlen, wenn es um den Reizdarm geht. Stellen Sie sich eine Löwenzahntinktur oder feinen Löwenzahnkaffee her und probieren Sie einmal eine richtige Frühlingskur mit dem gesunden Wiesenbewohner.

Mit Hartnäckigkeit und Genügsamkeit erobert der Löwenzahn die unwirtlichsten Orte, quetscht sich durch Asphaltritzen, sprießt aus Dachrinnen oder quillt aus Hauswänden.

Wenn Sie sich also selbst um die Pflanze bemühen wollen – nur zu, Sie haben die Wahl.

Die beste Zeit für Ausgrabungen ist der Herbst, manche bevorzugen auch das Frühjahr, denn zu dieser Zeit sind die Wurzeln weniger bitter. Wenn Sie einen kleinen Spaten dabeihaben, umso besser, die Wurzeln wurzeln oft ziemlich tief. Reinigen Sie Ihr Sammelgut, schneiden Sie es in kleine Stücke und trocknen Sie es dann im Backofen bei leicht geöffneter Tür und ca. 50 Grad. Bewahren Sie die getrockneten Wurzelstücke in einem verschlossenen Gefäß auf.

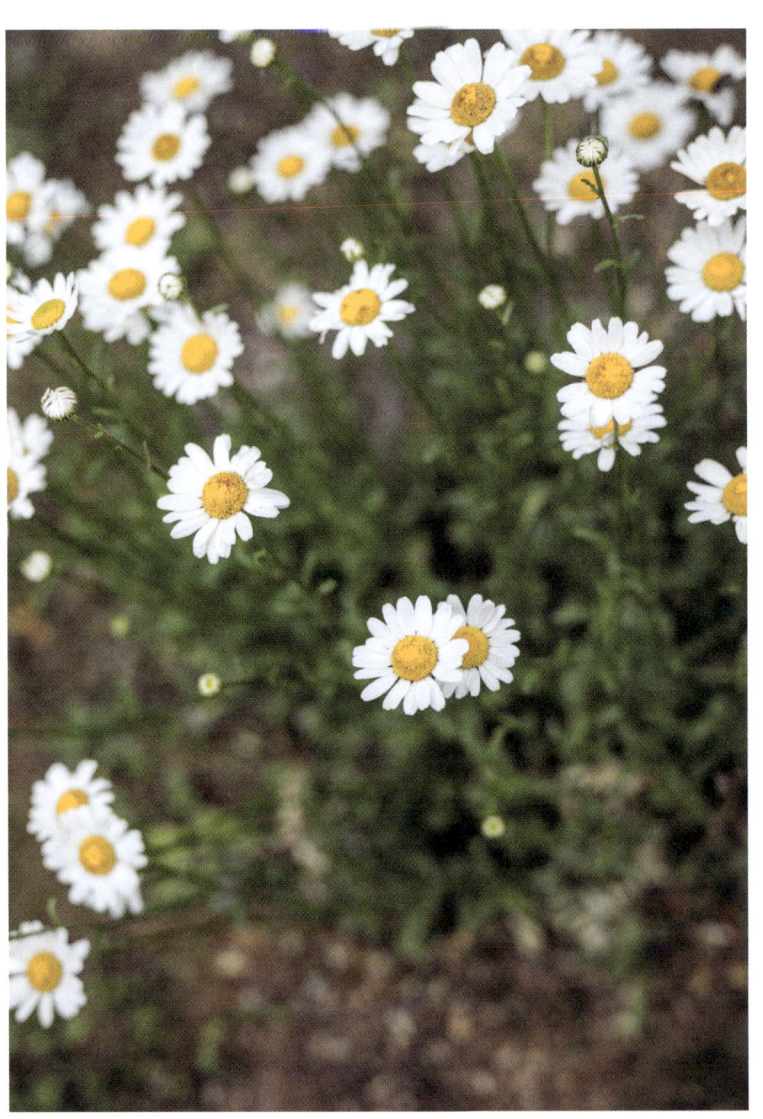

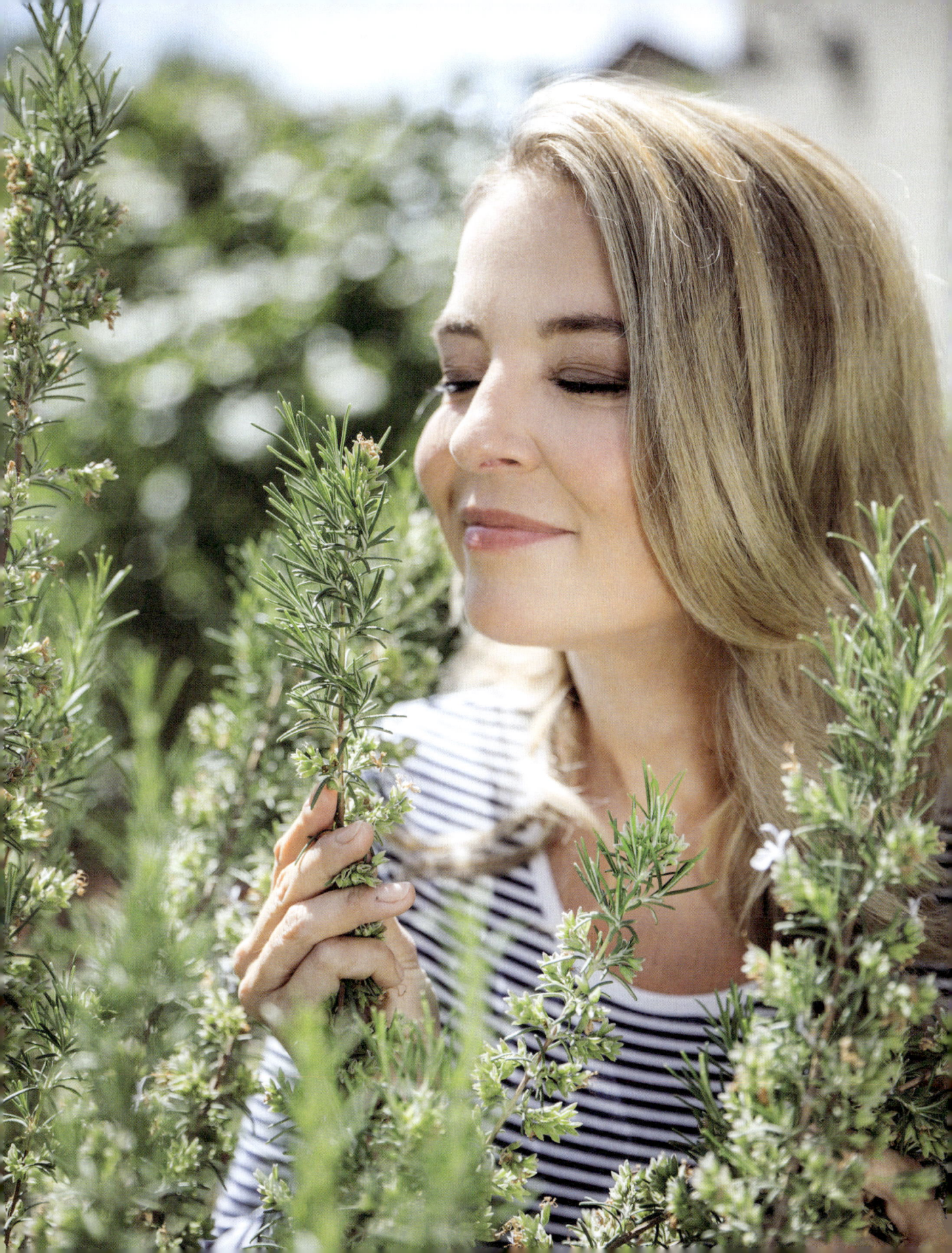

SODBRENNEN

Der Sellerie

Schon die Römer schätzten den Sellerie und genossen ihn als Salat, Beilage oder aber als Tee. Er ist in der Lage, überschüssige Säure im Magen zu neutralisieren und dämpft allgemein die weitere Säureproduktion.

Rohe Kartoffeln

Auch dem Saft der Kartoffel sagt man eine schmerzlindernde Wirkung nach. Er ist stark basisch, entsäuert und beruhigt. Verzehren Sie aber keine größeren Mengen roher Kartoffeln. Diese enthalten sehr viel Stärke, die sich erst mit dem Kochen verändert und dadurch besser verdaut werden kann. Zudem steckt – in ganz kleinen Mengen – ein giftiges Alkaloid, das Solanin, drinnen, das durch den Kochvorgang weitestgehend herausgelöst wird. Besonders viel dieses Stoffes sammelt sich übrigens unter der Schale sowie an grünen und keimenden Stellen. Diese also unbedingt vor dem Verzehr wegschneiden!

Ein geselliger Abend mit einem fulminanten Festessen: Der Schweinsbraten wird von ein paar Gläsern Wein begleitet, zum krönenden Abschluss gibt's ein feines Tiramisu. Dann wird Kaffee getrunken – und ein Verdauungsschnapserl, das tut ja immer gut. Der Abend ist gelungen, die darauffolgende Nacht weniger, allzu böse ist das Erwachen: Die Speiseröhre brennt vom Magen bis fast zum Hals, die Schmerzen hinter dem Brustbein sind schlimm, das ständige saure Aufstoßen lässt einen nicht zur Ruhe kommen. Kurz gesagt: Man hat starkes Sodbrennen.

Wenn dieses Symptom nur gelegentlich und nach einem üppigen Mahl auftritt, müssen Sie nicht sofort beunruhigt sein. Zeigt es sich aber regelmäßig, leiden Sie wahrscheinlich an der sogenannten Refluxkrankheit. Ein Besuch bei der Ärztin ist dann mehr als ratsam und im Falle des Falles muss man auf entsprechende Medikamente zurückzugreifen, denn das ständige Sodbrennen kann zu Reizungen, Verletzungen oder Entzündungen der Speiseröhre führen

SELLERIETEE

Waschen Sie einen Bund Staudensellerie gründlich und schneiden oder hacken Sie die Stangen in sehr kleine Stücke. Kochen Sie diese in 1 l Wasser auf und lassen Sie den Tee dann etwa fünf Minuten ziehen, ehe Sie ihn abseihen.

Am besten trinken Sie **nach jedem Essen eine Tasse.**

MYTHOS UND WAHRHEIT

An dem Spruch „Sellerie macht müde Männer munter" scheint übrigens nicht viel dran zu sein, eine aphrodisierende Wirkung der Pflanze ist nicht wissenschaftlich belegt. Erforscht ist dafür, dass die im Sellerie vorkommenden Polysaccharide der Arteriosklerose, also der Gefäßverkalkung, entgegenwirken. Irgendwie ist das etwas anderes. Wobei, wenn man davon ausgeht, dass auch die Gefäße im Genitalbereich davon profitieren …

KARTOFFELSAFT

Verwenden Sie nur Kartoffeln ohne Keime oder Druck- bzw. grüne
Stellen. Schälen Sie etwa vier Stück sehr großzügig und reiben Sie
sie mit einer feinen Küchenreibe direkt auf ein sauberes Tuch. Pressen Sie den Saft in ein Glas und **trinken Sie ihn, ehe er bitter wird,**
was relativ schnell passiert.

Für eine längerfristige Anti-Sodbrennen-Kur gibt es im Reformhaus auch naturreinen, milchvergorenen Kartoffelsaft. Trinken Sie
einige Wochen lang jeweils zehn Minuten vor jeder Mahlzeit etwa
125 ml davon in kleinen Schlucken.

KARTOFFELKAUGUMMI

Schälen Sie eine kleine Kartoffel und **kauen Sie diese langsam**
und – sehr – gründlich zu Brei, ehe Sie sie schlucken.

APFELESSIGTRUNK

Geben sie **1 TL Apfelessig in ein Glas Wasser** und trinken Sie es
langsam aus.

HAFERFLOCKEN

Akutem Sodbrennen kann man auch mit Getreide gegensteuern –
wenn man **1 EL Haferflocken langsam** und gründlich kaut und
dann schluckt. Der Brei legt sich durch die unverdaulichen Ballaststoffe auf die Magenhaut und schützt Sie vor Entzündungen.

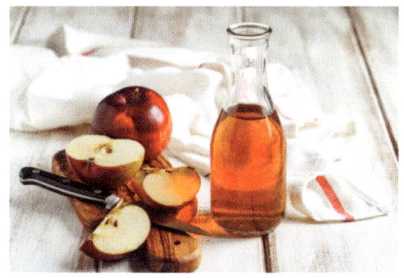

Apfelessig

Ja, es klingt ein bisschen paradox:
Essig gegen Säure. Wie soll das
gehen? Nun, Apfelessig schmeckt
zwar sauer, seine Wirkung ist allerdings basisch, er senkt also den
pH-Wert im Magen. Zu verdanken
ist das seinen mineralischen Inhaltsstoffen wie etwa dem Kalium.
Wer generell auf die Balance seines
Säure-Basen-Haushaltes achten
möchte, kann und soll durchaus
auf Apfelessig setzen.

ÜBELKEIT

Der Ingwer

Die scharfe Knolle ist nicht nur eine feine Würze, sondern auch ein echter Geheimtipp bei Übelkeit – und dabei ganz einfach anzuwenden. Wurzelstock bzw. Rhizom der Pflanze enthalten einen zähflüssigen Balsam, in dem eine ganze Reihe von Wirkstoffen steckt: ätherisches Öl, das für den zitronigen Geruch sorgt, Vitamine, Mineral- und Scharfstoffe sowie zahlreiche weitere sekundäre Pflanzenstoffe. Einzelne dieser Stoffe sind nachweislich schmerzlindernd, entzündungs- und blutgerinnungshemmend sowie antimikrobiell.

Das medizinische Einsatzgebiet des pflanzlichen Tausendsassas ist deshalb groß. Er soll nicht nur bei Übelkeit und Erbrechen helfen, sondern auch bei Erkältungen, Magenproblemen, Entzündungen und Migräne. Im letzten Drittel einer Schwangerschaft ist Ingwer keine gute Wahl, da er wehenfördernd wirken kann – meist benötigt man ihn aber ohnedies in den ersten drei bis vier Monaten. Allerdings gibt es wie bei vielen Phytotherapeutika für Schwangere keine wissenschaftlichen Untersuchungen.

Das Brechzentrum im Gehirn steuert Übelkeit und Erbrechen. „Nur" schlecht wird uns vermutlich, wenn dieses Zentrum milde stimuliert wird, erbrechen müssen wir bei einer stärkeren Stimulation. Die auslösenden Reize können ganz unterschiedlicher Natur sein: eine frühe Schwangerschaft, Magen-Darm-Infektionen, Medikamente, Giftstoffe und vieles mehr. Manchmal ist es dringend notwendig, dass rauskommt, was raus will, wie etwa bei einer Lebensmittelvergiftung, manchmal kann, darf und soll man gegen Übelsein und Brechreiz aktiv werden, wie etwa bei der Schwangerschaftsübelkeit. Kindern wird übrigens bei Weitem öfter schlecht als Erwachsenen, offenbar kooperieren bei ihnen Magen und Brechzentrum noch nicht so gut. Denken Sie wie beim Durchfall daran, dass die Kleinen besonders schnell dehydriert sind (siehe Seite 105)!

INGWERKAUGUMMI

Durch das Kauen **eines frischen Stücks Ingwer ohne Schale (!)**, verringert sich die Empfindlichkeit des Magens und das führt dazu, dass der Brechreiz abnimmt. Weil sich der Magen auch schneller bewegt, gelangt sein Inhalt eher in den Darm. Aber Achtung bei einem empfindlichen Magen: Die scharfe Knolle kann auch zu Sodbrennen & Co führen.

INGWERTEE

Als Tee (siehe Seite 40) genossen, zeigt die Wurzel ebenfalls Wirkung. Am besten wird der Tee **schluckweise über den Tag verteilt** getrunken, als Tagesmaximaldosis gelten zwei bis vier Gramm der Droge.

PFEFFERMINZTEE

Ach ja, wer auf Reisen geht, ist auch gut damit beraten, eine Thermoskanne mit Pfefferminztee (siehe Seite 41) einzupacken. Die Inhaltsstoffe der duftenden Pflanze **vermindern den Brechreiz.** Meine Eltern haben das irgendwann auch gemacht und, ja, es hat mir schon ein bisschen geholfen.

KAMILLENTEE

Auch hier kommt wieder der Kamillentee (siehe Seite 41) zum Einsatz: Das ätherische Öl der Kamille **wirkt beruhigend auf den Verdauungstrakt.**

INGWER UND
DIE ERSTEN ZÄHNCHEN

Eigentlich sieht sie recht unscheinbar aus: die hellbraune Wurzel, die in ihrer Form ein wenig an ein weitverzweigtes Geweih erinnert. Als Kleinkind scheint sie mich besonders fasziniert zu haben. Jedenfalls lacht meine Mutter heute noch über den überraschten Gesichtsausdruck, den ich machte, als ich mit meinen ersten Zähnchen hineingebissen habe. Damals wusste ich den scharfen Geschmack und die Kräfte der Ingwerwurzel noch nicht richtig zu schätzen. Inzwischen bin ich allerdings ein riesiger Fan der Zingiberis rhizoma.

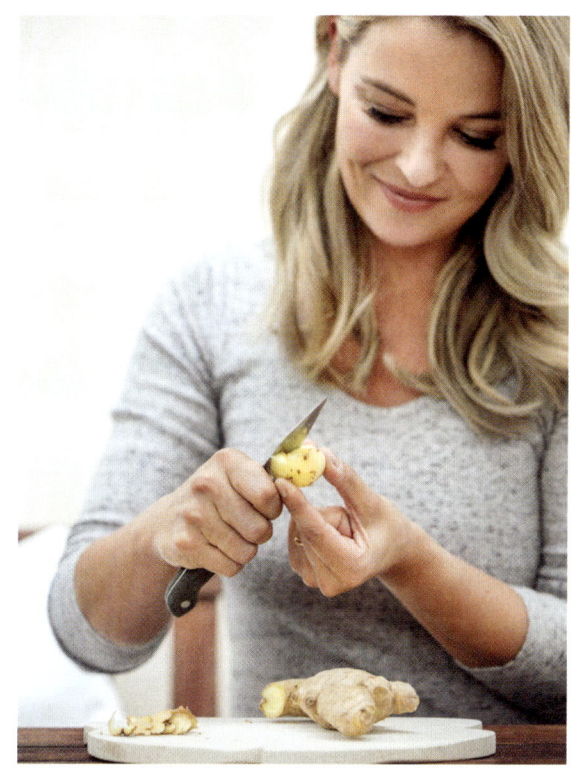

INGWER AUS DEM BLUMENTOPF

Wenn Sie Lust haben, können Sie Ingwer selbst anbauen. Grundsätzlich wird die Pflanze in tropischen Ländern kultiviert, sie gedeiht aber auch in heimischen Blumentöpfen. Schneiden Sie ein etwa fünf Zentimeter langes Stück Ingwer von der Knolle ab und lassen Sie es in einer Schüssel mit lauwarmem Wasser „übernachten". Bereiten Sie dem künftigen Anti-Brechmittel dann eine nährstoffreiche Behausung: Füllen Sie einen Blumentopf zu etwa zwei Dritteln mit frischer Erde, legen Sie den Ingwer mit der Schnittfläche nach unten darauf und decken Sie ihn zu – die Erddecke bzw. Humusschicht soll etwa zwei Zentimeter dick sein.

Geben Sie Ihrem Schützling dann die Gelegenheit, an einem hellen, warmen Ort zu gedeihen, aber achten Sie darauf, dass er nicht in der direkten Sonne steht. Halten Sie die Erde mäßig feucht, nicht nass, am besten „gießen" Sie täglich mit einer Sprühflasche. Wenn Sie den Topf mit einer durchsichtigen Folie abdecken, ist auch für ausreichend Luftfeuchtigkeit gesorgt. Ein paar Wochen kann es schon dauern, bis sich ein grüner Trieb bemerkbar macht – der übrigens auch gleich in einen größeren Topf und an einen sehr sonnigen Standort umziehen will. Lernen Sie im Laufe der nächsten Monate auch den oberirdischen Teil der Ingwerpflanze kennen und vergessen Sie nicht, täglich, aber in Maßen zu gießen. Der Zeitpunkt der ersten Ingwerknollenernte ist gekommen, wenn die Blätter der Pflanze beginnen, gelb zu werden. Die beste Pflanzzeit für den Ingwer ist übrigens – wie sollte es anders sein – das Frühjahr.

EIN KREIDEBLEICHES KIND AUF REISEN

....

Ich habe ein ziemlich klares Bild vor Augen, wenn ich an Urlaubsreisen denke, die ich als Kind mit meiner Familie unternommen habe. So sehr ich es auch schätzte, fremde Orte zu erkunden, so wenig konnte ich es leiden, dort hinzufahren. Meine Eltern lieben die Berge und die Reiler-Family war dementsprechend oft auf kurvigen Serpentinenstraßen unterwegs. Mein Kopf hing bei diesen Fahrten meist aus dem offenen Fenster in der zweiten Reihe – blass und manchmal auch bereits sehr grün. Immer wieder mussten wir anhalten und während die anderen sich die Füße vertraten, konnte ich nur eines: meinen mit Genuss verspeisten Reiseproviant wieder loswerden.

Zu Wasser und in der Luft ging es mir nicht besser: Aus ursprünglich lustigen Segeltörns wurden früher oder später – vornehmlich bei hohem Seegang – eher unerfreuliche Touren. Auch Flugreisen, bei denen es ordentlich ruckelte, waren definitiv nicht nach meinem Geschmack: Mir wurde ganz einfach immer schlecht.

Die Prophezeiung meines Vaters, dass sich die Reisekrankheit mit dem Heranwachsen bessern würde, hat sich übrigens nicht erfüllt: Leider habe ich heute noch mit dieser speziellen Art von Übelkeit zu kämpfen. Es tröstet wenig, dass ich damit ganz und gar nicht allein bin: Etwa jeder Zehnte leidet unter der im Fachjargon auch „Kinetose" genannten „Erscheinung". Durch ungewohnte Bewegungen, wie sie etwa beim Autofahren über kurvenreiche Straßen, bei Flugturbulenzen oder bei mehr oder weniger hohem Wellengang auftreten, wirken verschiedene Reize auf das Gleichgewichtssystem im Innenohr ein. Wenn man diesen Bewegungen nicht ständig mit den Augen folgt, kann das Gehirn diese Reize nicht zuordnen und verarbeiten. Empfindliche Menschen reagieren darauf mit Schweißausbrüchen, Übelkeit, Erbrechen oder gar einem Kreislaufkollaps. Häufiges Gähnen ist oft das erste Anzeichen.

Sich gar nicht mehr fortzubewegen ist natürlich keine Lösung – was also tun? Da habe ich ein paar Tipps für Sie: Versuchen Sie, bei Auto- oder Seefahrten ihren Blick stets in Fahrtrichtung zu lenken, fixieren Sie die Straße oder den Horizont, passen Sie sich den Bootsbewegungen an, anstatt sich ihnen krampfhaft entgegenzustellen. Sorgen Sie bei Autofahrten für häufige Pausen mit viel frischer Luft, essen Sie möglichst leicht Verdauliches in kleinen Portionen. Und probieren Sie, bevor Sie zu Medikamenten greifen, selbst auf Reisen, dem Übel mit Ingwer beizukommen: Er ist auch ein gutes Außer-Haus-Mittel (und wenn gar nichts hilft, haben Sie hoffentlich ein Plastiksackerl dabei!).

VERSTOPFUNG

Sie ist eine klassische Zivilisationskrankheit und zählt zu den häufigsten gesundheitlichen Beschwerden in den Industriestaaten: Die Statistiken variieren, weithin geht man aber davon aus, dass etwa jeder vierte oder fünfte Mensch unter Verstopfung leidet, und zwar unter ihrer chronischen Form. Auch wer nicht ständig davon betroffen ist, kennt Zeiten oder zumindest Tage, an denen einfach nichts geht. Da der Darm im Laufe des Lebens träge wird, sind ältere Menschen häufiger von Verstopfung betroffen. Gerne tritt dieses Phänomen auch auf Reisen auf, vornehmlich an den ersten Tagen – wenn der Darm aus seinem üblichen Trott kommt, dann streikt er zunächst einmal und es dauert ein bisschen, bis er seine Balance wiedergefunden hat.

Häufig handelt es sich bei einer Verstopfung um ein mitunter sehr unangenehmes, aber gut mit Hausmitteln behandelbares Beschwerdebild. Hält die Darmträgheit jedoch länger an, ist ein Arztbesuch angeraten.

Ballaststoffe

Neben all den wunderbaren Dingen, die unser Körper verdaut, um sich daraus ständig selbst neu zu erschaffen, brauchen wir auch Ballaststoffe, d. h. jenes unverdauliche Zeug, das wir wieder ausscheiden oder aber an unsere Bakterienfreunde im Darm verfüttern. Auf ihrem Weg durch unseren Verdauungstrakt vollbringt dieser „Ballast" viele gute Taten: Der unlösliche bindet Wasser, quillt dadurch im Darm auf und vergrößert so das Stuhlvolumen – was dazu führt, dass der Darminhalt schneller weiterkommt. Der lösliche wiederum gehört zu den Lieblingsspeisen jener Untermieter in unserem Bauch, die uns wohlgesonnen sind und gerne unterstützen. Achtung: Wenn man Ballaststoffe zu sich nimmt, muss man unbedingt viel trinken, sonst können die Verdauungshelferlein nicht aufquellen.

AUCH EIN HAUSMITTEL: HALTUNG BEWAHREN

Wenn wir auf dem WC hocken, dann tun wir einiges: warten, Zeitung lesen, in die Luft schauen, singen, nachdenken – eines aber eher selten: hocken. Wir sitzen aufrecht, anatomisch gesehen ist dabei der Übergang vom Mastdarm zum After geknickt. In der Hocke begradigt sich das, „es" flutscht leichter – wie wir seit Giulia Enders „Darm mit Charme" wissen. Am besten, wir bewahren am stillen Örtchen also jene natürliche Haltung, die unsere Vorfahren bis vor gar nicht so langer Zeit ebendort eingenommen haben und viele Menschen in anderen Kulturen nach wie vor einnehmen: Mit einem Schammerl bzw. Schemel am Klo sind wir gut für die „Abfahrtshocke" gerüstet.

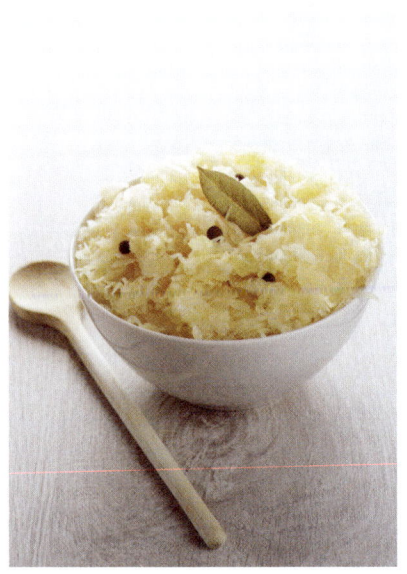

Sauerkaut

Die Milchsäurebakterien sind es, die das Sauerkraut zu einem darmgesunden Nahrungsmittel machen. Sie stimulieren die Darmbewegung und tragen so zur Auflösung einer Verstopfung bei. Am besten wirkt das Sauerkraut, wenn es entweder roh gegessen oder als Saft getrunken wird. Achten Sie beim Kauf möglichst darauf, dass Sie keine pasteurisierten Produkte erhalten – durch die Pasteurisierung werden sehr viele Nährstoffe zerstört, was den gesundheitlichen Nutzen natürlich deutlich reduziert.

LEINSAMEN UND FLOHSAMENSCHALEN

Die Samen der Flachspflanze und die Samenschalen des Strauchwegerichs wirken besonders gut **in geschroteter oder gemahlener Form.** Leinsamen sind zudem reich an Omega-3-Fettsäuren und diese sind wahre Gesundheitsbooster.

WEIZENKLEIE UND HAFERFLOCKEN

Die äußere Schale des Weizens und das gepresste Getreide stecken ebenfalls voller Ballaststoffe. **Es lebe der gute alte Porridge!**

GEDÖRRTES OBST

Dörrpflaumen beispielsweise enthalten pektinähnliche Substanzen, die im Darm aufquellen und die Verdauung ankurbeln. Am **besten legt man das Trockenobst über Nacht in Wasser ein,** bevor man es isst. Wichtig: Bei getrockneten Pflaumen & Co sollte man sich langsam an die richtige Menge herantasten und anfangs nur zwei bis drei Früchte zu sich nehmen. Manch einer reagiert sonst mit Blähungen und Durchfall.

ROHES SAUERKRAUT

Wollen Sie Ihr eigenes Sauerkraut herstellen? Ich hätte hier ein Rezept: Sie können es mit nur einem Krautkopf probieren oder gleich auf Vorrat arbeiten. Außer dem Hauptdarsteller benötigen Sie einen passenden Tontopf mit Deckel (ich nehme auch gerne ein Einweckglas, das ich für die Dauer der Fermentierung mit einem dunklen Küchentuch abdecke) und pro Kilogramm Kraut ca. 15 Gramm Salz. Wer mag, kann auch Wacholderbeeren, Kümmel oder andere Gewürze beimengen.

Schneiden Sie den Krautkopf in vier Teile, entfernen Sie den Strunk und hobeln Sie das Kraut fein. Schichten Sie eine erste Lage Kraut in den sterilisierten Topf oder das Glas und salzen Sie gründlich. Wiederholen Sie diesen Durchgang, bis alles Kraut im Topf steckt. Stampfen oder drücken Sie ihr Fermentiergut fest nach unten, bis so viel Saft ausgetreten ist, dass dieser „ordentlich über dem Kraut" steht. Decken Sie das Ganze mit Frischhaltefolie ab und verschließen Sie das Glas bzw. deckeln Sie den Tontopf zu.

Lassen Sie das Kraut bei Zimmertemperatur ruhen und halten Sie es dabei unter Beobachtung. Nach vier bis sechs Wochen ist Ihr eigenes Sauerkraut fertig. An einem kühlen, dunklen Ort kann es bis zu ein Jahr gelagert werden.

SAUERKRAUTSAFT

Auch der im Handel erhältliche Sauerkrautsaft **wirkt gegen Verstopfung, vorausgesetzt, er wurde nicht pasteurisiert.** Achten Sie auf das Kleingedruckte!

Fermentierte Lebensmittel waren über lange Zeit fixer Bestandteil der Wintervorräte. Sie lieferten Vitamine, Mineralstoffe, Spurenelemente und jene lebendigen Bakterienkulturen, die für eine gesunde Darmflora notwendig sind. Mit dem Verschwinden der Wintervorräte aus Küche und Keller – man hatte inzwischen Kühlschränke und Supermärkte – verabschiedete sich auch so manches Bakterium aus unserem Darm. Heute ist das Fermentieren und Selbermachen allerdings wieder en vogue und ich kann Ihnen nur raten, auf diesen Zug aufzuspringen und sich ein bisschen weiter als nur bis zum Sauerkraut vorzuwagen (auch wenn das ein toller Anfang ist!). Die moderne und frische Variante dieser Konservierungsmethode macht Spaß und versorgt uns mit gesunden Lebensmitteln, also probieren Sie es aus! Wegen des hohen Histamingehaltes sollten in dieser Hinsicht empfindliche Menschen allerdings nichts Fermentiertes zu sich nehmen.

„Mein persönlicher Praxistipp: Stellen Sie das Gefäß während der Fermentation in einen Bottich oder in eine Plastikwanne. So ersparen Sie sich, sollte Saft entweichen, das Putzen."

HONIGWASSER

Trinken Sie schon **vor dem Frühstück ein Glas** lauwarmes Wasser mit Honig. Bei nüchternem Magen kann das im Darm einen Entleerungsreiz auslösen.

ANANASSAFT

Trinken Sie **nach den Mahlzeiten ein Glas** Ananassaft. Sie können auch zu frischen Ananasstücken greifen, diese enthalten viele Ballaststoffe. Tipp: Das meiste Bromelain steckt im Strunk. Essen Sie ihn ruhig mit, wenn er nicht zu holzig ist.

KAFFEE UND TEE

Kaffee und Tee, besser gesagt, **das darin enthaltene Koffein,** regen die Verdauung an. Sie kennen das bestimmt: Nach dem Frühstück geht meist so einiges.

KÖRPERLICHE TÄTIGKEIT

Wenn Sie Bewegung machen, kommen naturgemäß auch Ihre **Verdauungsorgane in Bewegung.**

Die Ananas

Der Saft der Ananas wirkt als natürliches Abführmittel. Er enthält Bromelain und dieses Ferment spaltet in Magen und Darm Eiweiß, löst deshalb Eiweißrückstände auf und unterstützt so die Verdauung. Erst die Aufspaltung der Nährstoffe ermöglicht auch ihre Aufnahme durch die Darmwand in das Blut. Dank ihres Kaliumgehaltes wirkt die Ananas zusätzlich harntreibend.

Wohlbefinden

KOPFSCHMERZEN, MIGRÄNE

Wetterumschwünge bedeuten für meine Freundin P. in vielen Fällen nur eines: hämmernde Kopfschmerzen, die sich mit herkömmlichen Mitteln nicht mehr bekämpfen lassen und des nachts oft genug in die Schmerzambulanz des nächsten Krankenhauses führen. Da tröstet der strahlende Sonnenschein am nächsten Tag dann auch eher nicht.

Weit mehr als die Hälfte aller Österreicher leidet unter Kopfschmerzen und damit unter einem Übel, das in unterschiedlicher Frequenz und Ausprägung auftritt: dumpf, drückend, manchmal pochend, die Stirn, den Nacken, die Schläfen umfassend und hin und wieder auch den gesamten Kopf – wenngleich nicht immer so drastisch wie bei meiner Freundin P.

Die Ursachen für das Ungemach sind so vielfältig wie schwer auszumachen – ein Kopfwehtagebuch kann helfen, dem Ganzen auf den Grund zu gehen. Schauen Sie ins Internet, da finden sich mehrere Vorlagen.

Bei leichten oder mittelstarken Kopfschmerzen, beispielsweise nach einem stressigen Arbeitstag oder nach einer schlaflosen Nacht, können natürliche Mittel aus der Hausapotheke durchaus Linderung bringen.

PFEFFERMINZÖL

Das Öl der echten Pfefferminze gilt als natürlicher Schmerzstiller. Tragen Sie **ein paar Tropfen davon in kreisenden Bewegungen** auf die Schmerzpunkte auf, z. B. an Schläfe oder Stirn.

WEIDENRINDENTEE MIT GESCHMACK

250 ml Wasser zum Kochen bringen, 1 TL Weidenrinde und für den Geschmack 1 TL Zitronenmelisse oder Pfefferminze zugeben, Topf vom Herd nehmen und den Tee zehn Minuten ziehen lassen, dann abseihen.

Bei Kopfschmerzen **dreimal täglich ein frisch gebrühtes Tässchen** trinken. Wer Aspirin nicht verträgt, darf keine Weidenrinde zu sich nehmen.

> ### KLASSIFIKATION VON KOPFSCHMERZ-ERKRANKUNGEN
>
> Mehrere Hundert verschiedene Arten von Kopfweh finden sich in der Nomenklatur der Internationalen Kopfschmerzgesellschaft (International Headache Society, IHS). Kopfschmerzen sind damit die bestklassifizierten neurologischen Erkrankungen.

MEINE PERSÖNLICHE SCHMERZMITTEL-ADAPTION

Kaffee mit Zitrone wirkt ... aber über den Geschmack lässt sich meiner Meinung nach streiten. Nachdem ich selbst an Migräne leide, habe ich für mich ein Rezept gefunden, das ebenso hilft, aber geschmacklich eindeutig mehr draufhat: Ich trinke einen doppelten Espresso mit einem Schuss Orangensaft – den Rest der Südfrucht esse ich einfach.

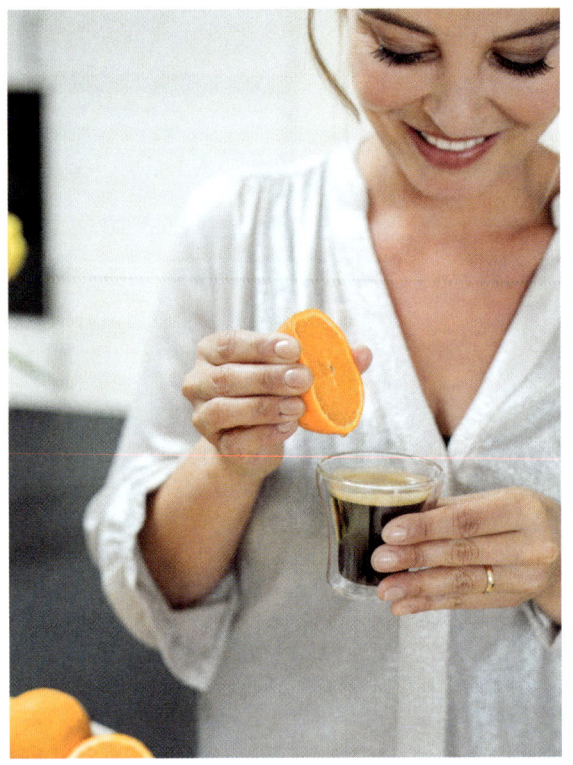

DAS SPEZIELLE KOPFWEH: MIGRÄNE

Etwa jeder Zehnte leidet hierzulande an einer speziellen Form des Schädelbrummens: der episodischen Migräne. Die meist einseitigen, pulsierenden Kopfschmerzen rund um Schläfe, Auge und Stirn beginnen anfallsartig und werden nicht selten von Lärm- und Lichtempfindlichkeit oder gar von Übelkeit und Erbrechen begleitet. Laut Statistik werden doppelt so viele Frauen wie Männer von Migräneattacken gequält. Eine Ursache dafür sehen Wissenschaftler im weiblichen Geschlechtshormon Östrogen – sinkt der Östrogenspiegel, kommt es zu einem Anfall. Aber auch Stress, Schlafprobleme, Nahrungsmittelunverträglichkeiten, eine familiäre Häufung oder Alkohol gelten als Risikofaktoren. Migräne kann derzeit nicht geheilt werden, ihre Symptome sind jedoch „verbesserungsfähig" – und Hausmittel können das Ihre dazu beitragen.

KAFFEE MIT ZITRONE

Mischen Sie eine halbe Tasse starken koffeinhaltigen (!) Kaffee mit dem Saft einer halben Zitrone, auch sie unterstützt die körpereigene Schmerzminderung und enthält reichlich Vitamin C. **Früh genug und ohne Zucker getrunken,** ist dies ein hilfreiches Hausmittel, das selbst die Symptome einer Migräne lindern kann.

MÄDESÜSSTINKTUR

Füllen Sie ein Schraubglas zu zwei Dritteln locker mit zerkleinerten Mädesüßblüten und gießen Sie etwa 40-prozentigen Alkohol darüber. Verschließen Sie das Glas und lassen Sie es für etwa drei Wochen in einem dunklen Zimmer ruhen, jedoch nicht, ohne es täglich zu schütteln. Gießen Sie die Tinktur dann durch einen Kaffeefilter und füllen Sie sie in eine dunkle Flasche.

Nehmen Sie **bei Bedarf ein paar Tropfen der Tinktur in einem Glas Wasser** ein.

MÄDESÜSSTEE

2 TL der getrockneten Mädesüßblüten oder des – weniger stark wirkenden – getrockneten Krautes mit 250 ml kochendem Wasser übergießen und nach zehn bis 20 Minuten abseihen.

Der Tee soll langsam und schluckweise getrunken werden, **mehrmals täglich und möglichst heiß.** Haben Sie gerade Mädesüß geerntet, können Sie auch die frischen Blüten und Blätter für die Teezubereitung verwenden.

Kaffee

Das Koffein in unserem liebsten Muntermacher blockiert die Bildung eines Enzyms, das für die Ausschüttung der sogenannten Prostaglandine zuständig ist. Und diese hormonähnlichen Gewebssubstanzen spielen eine große Rolle bei der Entstehung von Schmerz. Darüber hinaus hat Koffein eine gefäßverengende Wirkung – auch davon profitieren Kopfweh-Geplagte.

Das Mädesüß

Das süße Mädel ist eines jener Wildkräuter, die zwar eine stattliche Größe aufweisen, aber dennoch gerne übersehen werden – dabei hätte es einen prominenten Platz im Reich der Heilkräuter mehr als verdient: Die Pflanze enthält – in den Blättern und vor allem in den Blütenknospen – die Vorläuferstoffe der Salicylsäure und ist eines der besten pflanzlichen Schmerzmittel. Das Mädesüß wächst auf heimischen Wiesen und wer mag, macht sich am besten zu Beginn der Blütezeit im Mai oder Juni auf Sammel-Wanderschaft. Achtung: Wer Aspirin nicht verträgt, darf auch Mädesüß nicht einnehmen!

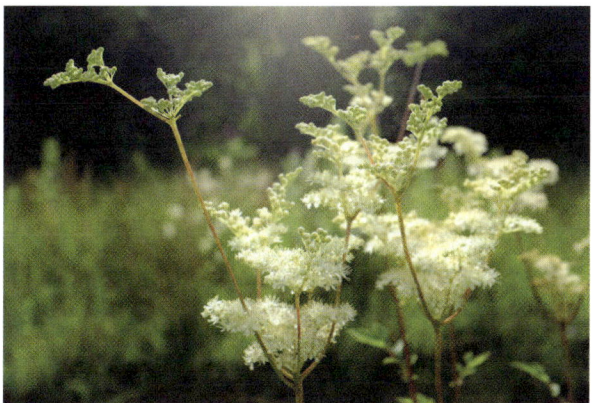

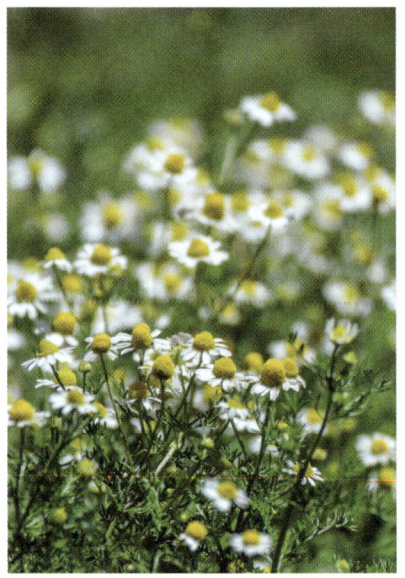

Das Mutterkraut

Die alte Heilpflanze ist heute ein medizinisch anerkanntes Mittel zur Vorbeugung von Migräne. Als hauptverantwortlich für die schmerzlindernde, entzündungshemmende und antimikrobielle Wirkung gilt der Inhaltsstoff Parthenolid, ein sogenanntes Sesquiterpenlacton. Außerdem enthält die Pflanze unter anderem noch weitere dieser Stoffe, ätherisches Öl und Flavonoide.

MUTTERKRAUTTEE

150 mg pulverisiertes Mutterkraut mit einer Tasse kochendem Wasser übergießen und zehn Minuten ziehen lassen. Durch einen Filter abseihen.

Über mehrere Monate täglich zwei bis drei Tassen vor den Mahlzeiten trinken, dann die Dosis reduzieren. Die Langzeittherapie soll Migräne vorbeugen.

CAYENNEPFEFFERGETRÄNK

Eine ordentliche Prise Cayennepfeffer in einer Tasse mit warmem Wasser und – wenn gewünscht – etwas Honigsüße sorgen für ein Schmerzmittel, zu dem man bei Bedarf **bis zu dreimal pro Kopfwehtag** greifen kann, was aus verständlichen Gründen natürlich nicht für Kinder gilt!

Das Capsaicin ist für die Schärfe des Cayennepfeffers verantwortlich, fast paradoxerweise glänzt es nebenbei aber auch als Schmerzstiller und Entzündungshemmer.

KARTOFFELHÄLFTEN

Ein Tipp aus Großmutters Hausmittel-Schatzkiste: Kopfschmerz-Geplagte können auch zur rohen Kartoffel greifen und einfach mit zwei „frisch getrennten" Hälften **sanft über die Schläfen reiben.** Das kühlt, blockiert durch die in der Knolle enthaltenen Mineralstoffe Schmerzimpulse und die leichte Massage wirkt entspannend sowie wohltuend.

KEINE ANGST VOR SCHOKOLADE!

Eine Studie des Psychologieprofessors Peter Kropp und seines Teams an der Universität Rostock hat gezeigt, dass die Annahme, Schokolade provoziere Migräneattacken, falsch ist. Weil bei einem Migräneanfall eben sehr viel Energie verbraucht wird, versucht der Körper lediglich, durch die Zufuhr von Kohlenhydraten den anstehenden Energiebedarf zu decken. Schon ein nahender und vom Betroffenen noch unbemerkter Migräneanfall erzeugt also das Bedürfnis nach „gehaltvollen" Süßigkeiten.

SCHLAFLOSIGKEIT

Eins, zwei, drei, vier, fünf, sechs, sieben ... dreihundertfünfund-
zwanzig, dreihundertsechsundzwanzig ... Wie weit kommen Sie
üblicherweise? Oder zählen Sie keine Schafe, weil Sie lieber lesen,
in der Wohnung herumirren oder zum Kühlschrank wandern ...

Vielleicht machen Sie auch gar nichts von all dem und schlafen
des nachts selig wie ein Murmeltier – Sie glücklicher Mensch! Wenn
dem so ist, dann gehören Sie zu einer immer kleiner werdenden Spezies: Ein- und Durchschlafstörungen haben in den Industrieländern
während der letzten Jahre stark zugenommen, da sind sich alle ein-
schlägigen Studien einig. Über die Gründe wird viel spekuliert und
neben körperlichen und psychischen Ursachen macht man immer
mehr auch die geänderten Lebensumstände als Auslöser fest – sprich
unsere modernen stressigen Tagespläne, die oft einen Gutteil der
Nacht inkludieren, d. h. jene späten Stunden, in denen wir nicht wirklich runterkommen, sondern uns vor hell erleuchteten Bildschirmen
mitunter ziemlich aufregen.

ABSCHALTEN ...

... ist angesagt, und zwar auch **im wörtlichen Sinn.** Wer sich bis
kurz vor dem Zubettgehen und auch noch danach dem blauen Licht
von Handy- und sonstigen Monitoren aussetzt, der darf sich grundsätzlich nicht wundern, wenn's nichts wird mit der Nachtruhe.
Blaulichtfilter können hier Abhilfe schaffen, ABER (ja, ein großes,
dickes Aber!) sie können uns nicht vor den anderen Dingen schützen, die die guten Gerätschaften noch aussenden: negative Nach-
richten, Spannung, Action ... Erst ein unaufgeregter Tagesausklang
lädt das Sandmännchen ein, uns Gesellschaft zu leisten. Es lohnt
sich, das auszuprobieren ...

*„In Sachen abendliche Mediennutzung
muss ich mich manchmal selbst am Riemen
reißen – interessanterweise bin ich da
bei meinen Kindern viel konsequenter."*

Der Baldrian

Valium der Natur wird sie oft genannt, die Baldrianwurzel mit ihren schlaffördernden und angstlindernden Inhaltsstoffen. Um auch ein paar davon beim Namen zu nennen: Lignane, Valerensäure und Isovaleriansäure stecken in der Wurzel und sollen zur beruhigenden Wirkung beitragen. Die genaue Wirkweise ist noch nicht entschlüsselt, jedenfalls interagiert Baldrian mit der Gamma-Aminobuttersäure (GABA), einem Neurotransmitter, der dabei hilft, Nervenimpulse in Gehirn und Nervensystem zu regulieren. Es dockt an dieselben Rezeptoren an wie Barbiturate oder Benzodiazepine, z. B. Valium.

Die Passionsblume

Dass die Passionsblume gegen nervöse Unruhezustände wirkt, ist inzwischen wissenschaftlich belegt. Dafür verantwortlich sind neben dem ätherischen Öl auch die sogenannten Flavonoide. Flavonoide wirken sich positiv auf das Herz-Kreislauf-System aus und unterstützen die körpereigene Abwehr. Außerdem ist erwiesen, dass Extrakte der Passionsblume ebenso wie Baldrian den Effekt des Nervenbotenstoffs Gamma-Aminobuttersäure – kurz GABA – im Gehirn steigern. Und dieser Botenstoff dämpft überschießende Nervenreaktionen.

DAS (NICHT-NUR-)SCHLAFHORMON

Unsere Zirbeldrüse produziert ein Hormon, das maßgeblich an der Steuerung unseres Tag-Nacht-Rhythmus beteiligt ist. Dieses Melatonin hat's gerne finster, was sage ich, es liebt die absolute Dunkelheit und meldet unserem Körper bei entsprechenden „Nicht-Lichtverhältnissen", dass er z. B. Energieverbrauch, Blutdruck und Körpertemperatur drosseln und zur Ruhe kommen kann. Und das macht uns dann müde und lässt uns schlafen.

Melatonin ist aber nicht nur für unsere nächtliche Erquickung zuständig – da es gleichzeitig eine Schutz- und Reparaturfunktion innehat, kann ein Mangel daran letztendlich sogar zu schweren Krankheiten führen.

BALDRIANTEE

1 TL zerkleinerte Baldrianwurzel mit 150 ml kochendem Wasser übergießen, 15 Minuten abgedeckt ziehen lassen und abseihen.

Bei Schlafstörungen **zweimal täglich, nachmittags und kurz vor dem Zubettgehen,** eine Tasse trinken, bei Anspannung und Unruhe jeweils morgens, mittags und abends. Baldriantee sollte man über eine gewisse Zeitspanne regelmäßig zu sich nehmen, genauer gesagt mindestens zwei und höchstens vier Wochen lang. Haben sich die Beschwerden danach nicht gebessert, halten Sie bitte Rücksprache mit Ihrer Hausärztin!

BALDRIANTINKTUR

Füllen Sie eine Handvoll klein geschnittene getrocknete Baldrianwurzeln in ein Glas und gießen Sie mindestens 55-prozentigen, gerne auch 80-prozentigen Alkohol darüber, die Wurzeln müssen gut bedeckt sein. Schütteln Sie das Glas täglich. Nach etwa vier Wochen ist die Tinktur fertig zum Abseihen. Wie immer bei Tinkturen: In einem dunklen Glas und kühl aufbewahren.

Nehmen Sie bei Bedarf ½ **bis 1 TL der Tinktur zwei- bis dreimal täglich** in etwas Wasser ein.

BALDRIANBAD

Rein in die Wanne ist das Credo, wenn es darum geht, zur Ruhe zu kommen und loszulassen. Die Wärme des Wassers entspannt Muskeln und Psyche, der hydrostatische Auftrieb macht uns leichter, nimmt uns im wahrsten Sinne des Wortes Last ab. Und **ein etwa 20-minütiges Baldrian-Vollbad entspannt doppelt,** nämlich auch mit seinen Inhaltsstoffen. Am besten Sie begeben sich gleich danach zur guten Nacht.

100 g zerkleinerte Baldrianwurzeln mit 1 l kochendem Wasser aufgießen und 15 Minuten ziehen lassen. Während dieser Zeit die Badewanne füllen. Den Baldriantee ab- und ins Badewasser gießen.

PASSIONSBLUMENTEE

1 gehäuften TL des getrockneten Passionsblumenkrauts mit 250 ml heißem Wasser übergießen und nach zehn Minuten abseihen. **Bis zu drei Tassen Passionsblumentee** pro Tag sind „okay".

ÄTHERISCHES LAVENDELÖL

Schon der Duft beruhigt: Fertigen Sie ein **kleines Lavendelkissen,** wenn Sie gerne nähen. Wenn nicht: Die gibt's auch zu kaufen! Neben dem Kopfpolster platziert, verströmt es während der Nachtstunden sein besänftigendes Aroma. Zur täglichen Auffrischung helfen ein paar Tropfen des ätherischen Lavendelöls, die Sie auch ganz einfach auf ein kleines Stofftuch tupfen können. Achtung: Keine ätherischen Öle bei Kleinkindern!

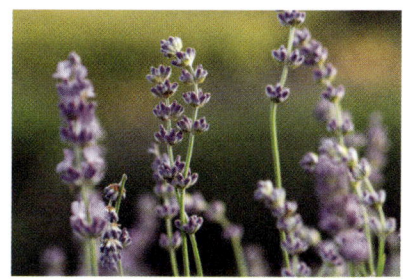

Der Lavendel

Südfrankreich im Sommer: Felder voller blau-lila Blüten soweit das Auge reicht – verbinden Sie mit dem Wort Lavendel dasselbe Bild wie ich und haben Sie auch gleich diesen feinen Duft in der Nase, das „Parfum der Provence"? Wunderschön ist sie, diese Pflanze, aber sie hat's auch in sich. Wegen ihrer krampflindernden und beruhigenden Inhaltsstoffe wird sie schon lange als Heilkraut genutzt, z. B. gegen Beschwerden wie Schlaflosigkeit oder Nervenschwäche.

NICHT AUF DAUER, NICHT OHNE RÜCKSPRACHE

Generell sind ALLE Beruhigungsmittel mit Vorsicht und nur vorübergehend einzunehmen! Auch wenn Baldrian, Melisse, Passionsblume etc. ohne Rezept im Handel erhältlich sind, empfiehlt es sich, vor der Einnahme einen Arzt aufzusuchen, um etwaige Interaktionen mit anderen Medikamenten abzuklären. Nur weil sie natürlich sind, darf man sie nicht bedenkenlos schlucken.

Die Vorteile der Heilpflanzen gegenüber beruhigenden Medikamenten wie Benzodiazepinen liegen jedoch klar auf der Hand: Sie machen nicht süchtig und auch der berüchtigte Hangover-Effekt bleibt aus, d. h. man fühlt sich nach der abendlichen Einnahme am nächsten Morgen nicht total müde und abgeschlagen.

Aber, Achtung: Dass pflanzliche Beruhigungsmittel – Gott sei Dank! – schläfrig machen können, sollte man bedenken, wenn man Auto fahren oder Maschinen bedienen möchte.

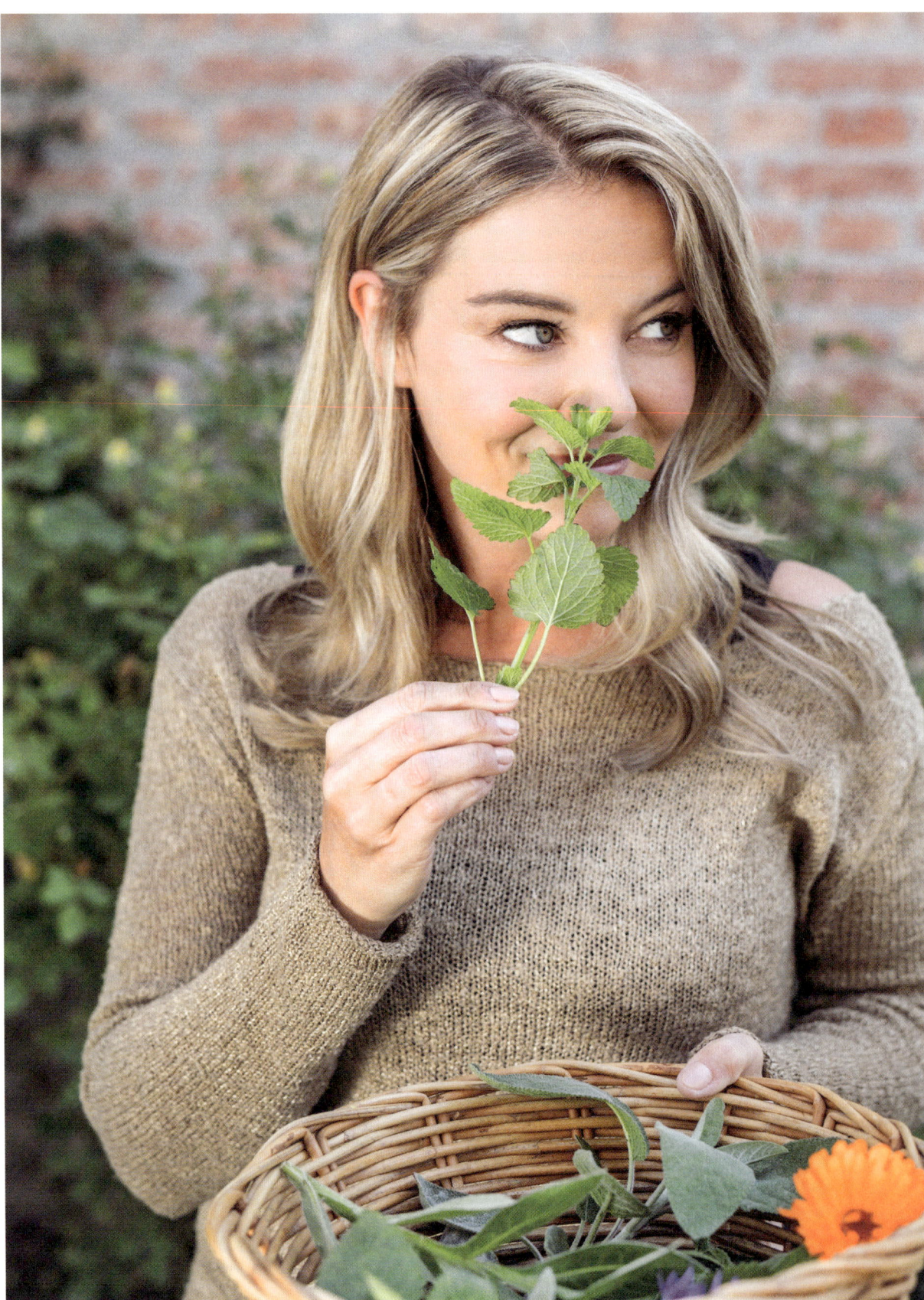

LAVENDELTEE

1–2 TL getrocknete Lavendelblüten mit 200 ml heißem Wasser übergießen, fünf Minuten abgedeckt ziehen lassen und dann abseihen.

Abends ein bis zwei Tassen davon trinken. Wer den blauen oder durch ein paar Tropfen Zitronensaft roten Tee, der meiner Meinung nach etwas gewöhnungsbedürftig schmeckt, nicht mag, kann die Lavendelblüten mit anderen beruhigenden Heilkräutern wie Melisse, Hopfen etc. mischen.

MELISSENTEE

½ TL getrocknete oder 1 TL frische Melissenblätter mit 200 ml heißem, nicht kochendem Wasser übergießen, abgedeckt zehn Minuten ziehen lassen und abseihen.

Mehrmals täglich eine Tasse trinken. Alternativ können Sie auch von der Melissentinktur auf Seite 76 bis zu dreimal täglich 15–20 Tropfen in etwas Wasser einnehmen. Der Tee aus frischen Blättern schmeckt übrigens besser!

MELISSENBAD

Übergießen Sie etwa 6 EL getrocknete Melissenblätter mit 1 l heißem Wasser, seihen Sie den Tee nach zehn Minuten ab und gießen Sie ihn dann ins Badewasser. Wie beim Baldrianbad gilt: Nach **20 Minuten in der Wanne** heißt's: Ab ins Bett!

Die Zitronenmelisse

Die Melisse ist schon seit der Antike als Müdemacher bekannt, dabei haben ihre Blätter einen durchaus erfrischenden zitronenartigen Geruch. Das in der Pflanze enthaltene ätherische Öl, vor allem dessen Hauptkomponenten Citral und Citronellal, helfen bei Stress, Unruhe und Einschlafbeschwerden, weil sie unsere Nerven beruhigen und deshalb für Entspannung sorgen. Und nur so nebenbei: Wussten Sie, dass die Melisse mehr Vitamin C enthält als etwa die Zitrone?

PERSÖNLICHES

WARUM TEENAGER NICHT AUS DEN FEDERN KOMMEN

Während meiner Teenagerzeit hatte meine Mutter ihre liebe Not mit mir – unter anderem auch aus diesem Grund: Ich wollte morgens partout nicht aufstehen, besser gesagt, ich konnte es nicht. Bleierne Müdigkeit hinderte mich nicht selten daran, pünktlich in der Schule zu erscheinen. Meine Argumentation, ein frühes Aufstehen könne ganz einfach nicht gesund sein, hebelte meine Mutter mit einem bekannten Satz aus: Morgenstund' hat Gold im Mund.

Heute, nach all den Jahren, kann ich ihr allerdings mit Studienergebnissen kontern, die mich ein für alle Mal rehabilitieren – also, Mama, hör zu: Schuld am morgendlichen Schlafbedürfnis von Jugendlichen ist eine Veränderung des Schlaf-Wach-Rhythmus während der Pubertät, die ganze Taktung verschiebt sich in dieser Zeit quasi nach hinten. Einfach früher schlafen zu gehen, hilft wenig, stattdessen sollte der Schulbeginn besser an die innere Uhr der jungen Menschen angepasst werden – sagen die Fachleute heute (und die Jugendlichen schon lange!): Morgenstund' macht eben in einem gewissen Alter eher unrund, Mama!

STIMMUNGS-SCHWANKUNGEN, TRAURIGKEIT

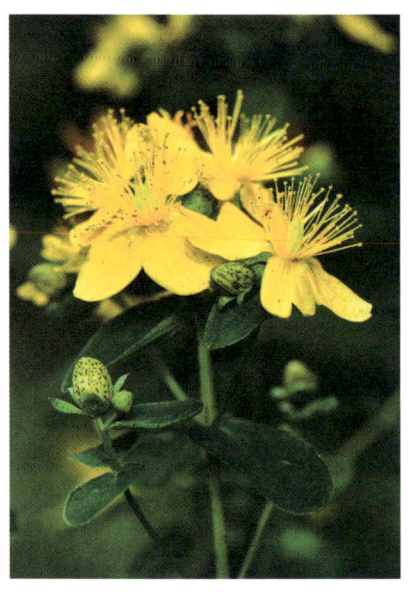

Das Johanniskraut

Johanniskraut kann in den Gehirnstoffwechsel eingreifen und, wie bestimmte Medikamente gegen Depressionen, den Serotoninspiegel in der Gewebsflüssigkeit des Gehirns erhöhen, sodass dort weiterhin Reize übertragen werden. Verantwortlich für diese Wirkweise sind bestimme chemische Bestandteile der Pflanze, etwa Hypericin und Hyperforin. Mit einer wahrnehmbaren Wirksamkeit ist jedoch erst nach zehn bis 20 Tagen zu rechnen.

Wir sind nicht immer gleich gut drauf, ein paar wenige Sonnenkinder vielleicht ausgenommen. Von Zeit zu Zeit schlecht gestimmt oder traurig zu sein, ist völlig normal und okay, ja oft sogar logisch: Wenn wir in der dunklen Jahreszeit nicht genügend Licht tanken können, wenn das Wetter umschlägt und die Tage plötzlich grau und trüb sind, wenn uns hormonelle Schwankungen zusetzen ... dann fällt das Lachen manchmal schwer. Und haben wir gerade eine schwierige Lebenssituation zu meistern, so wäre es ziemlich seltsam, würden wir quietschvergnügt durch unsere Tage wandern.

Gegen kurzweilige Stimmungsschwankungen können Hausmittel in der Regel ganz gut helfen. Sollte sich die Lage jedoch über längere Zeit nicht bessern, Niedergeschlagenheit und Erschöpfung nicht verschwinden, ist professionelle Hilfe angeraten – was sage ich, unbedingt notwendig. Warten Sie nicht, versuchen Sie nicht, die Dinge zu verdrängen, zu verbergen oder zu beschönigen, machen Sie sich auf den Weg ...

JOHANNISKRAUTTEE

1 TL Johanniskraut (1–2 g) mit 150 ml kochendem Wasser übergießen, fünf bis zehn Minuten ziehen lassen und abseihen.

Den Tee am besten **drei Wochen lang morgens und abends** frisch zubereiten und langsam und schluckweise trinken. Während der Kur direktes Sonnenlicht meiden!

OVERNIGHT OATS

Die Flocken des Hafers enthalten **viel Selen und das soll vor Depressionen schützen** sowie extreme Stimmungsschwankungen ausgleichen. Wie wäre es mit feinen Overnight Oats zum Frühstück? Das simple Grundrezept dafür lautet: Man nimmt Haferflocken und die dreifache Menge Flüssigkeit, vermischt sie und stellt sie über Nacht in den Kühlschrank. Simples Wasser ist eine Variante, es können aber auch Milch und Milchalternativen sein, Fruchtsäfte, Joghurt ... Morgens hat man dann einen Brei, der sich wunderbar pimpen lässt: mit Früchten, Gewürzen und allerlei Krönungen.

DIE SUPERFAMILIE

Die Einnahme von Johanniskraut sollte grundsätzlich mit einer Ärztin besprochen werden, auch aufgrund zahlreicher Wechselwirkungen mit anderen Arzneimitteln.

Ich kann mich noch gut daran erinnern, als mein Opa unerklärlicherweise auf ein Medikament nicht bzw. vollkommen „anders" reagiert hat, ich glaube, es war ein Blutdruckmedikament. Im Laufe einer genauen Untersuchung und durch

die Evaluation seiner restlichen Medikamente ist man draufgekommen, dass er auch ein frei in der Drogerie erhältliches Präparat mit Johanniskraut geschluckt hat. Und dieses interagiert eben sehr gerne mit der Arznei-Kollegenschaft – schuld daran ist übrigens die Cytochrome-P450-Superfamilie (ja, die heißt wirklich so!), das sind Enzyme, die für den Metabolismus der Arzneimittel von zentraler Bedeutung sind.

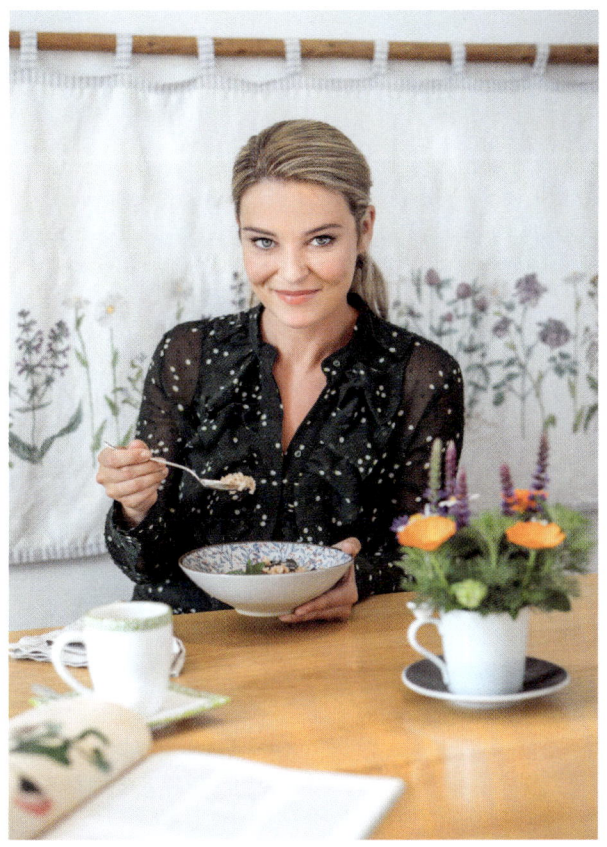

„Meine Lieblingsvariante: Milch-Oats mit frischen Erdbeeren oder Himbeeren, ein bisschen Vanillemark und Zimtpulver sowie gerösteten Haselnüssen oder gesunden Kürbiskernen! Ein Traum!"

SCHOKOLADE?

Es stimmt, dass in der Schokolade Phenylethylamin steckt, ein Neuromodulator, von dem angenommen wird, dass er für die Regulierung der Stimmung wichtig ist. Und es stimmt auch, dass Schokolade Tryptophan und Theobromin enthält und damit Stoffe, die durch ihre Verstoffwechselung im Körper für Glücksgefühle sorgen könnten. Haben Sie den Konjunktiv bemerkt? Es könnte so sein, wenn es da nicht eine schlichte Tatsache zu berücksichtigen gäbe: Um irgendwie auf Wolke 7 oder zumindest auf Wolke 5 oder 6 zu gelangen, müssten wir ziemlich viel von diesen Stoffen zu uns nehmen, d. h. die dunkle Köstlichkeit in so großen (Un-)Mengen verdrücken, dass selbst der allergrößte Schoko-Junkie in Schwierigkeiten käme.

Schokolade macht Sie trotzdem glücklich? Dann ist das, wenn ich so sagen darf, psychologisch – und das ist ja auch etwas: Experimente haben gezeigt, dass Schokolade tatsächlich die Stimmung hebt, **wenn der Genuss als angenehm empfunden wird.** Dunkle Zartbitterschokolade mit einem Kakaoanteil von 70 Prozent ist übrigens gesünder als andere Sorten … aber Achtung: Der Kaloriengehalt ist der gleiche!

ÄTHERISCHE ÖLE

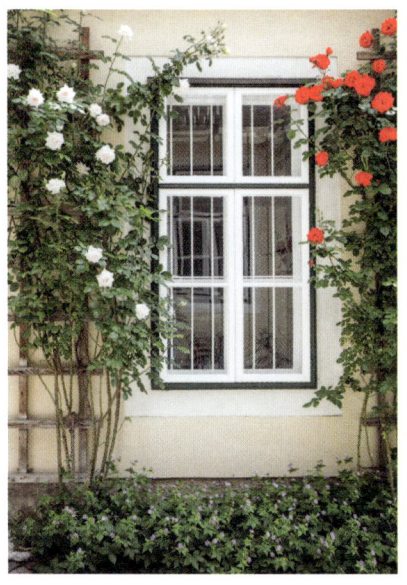

Zahlreiche Studien weisen inzwischen darauf hin, dass ätherische **Öle unsere Stimmung ganz maßgeblich beeinflussen können,** ja dass sie in bestimmten Situationen sogar in der Lage sind, Ängste oder Depressionen zu mildern. In manchen Spitälern werden sie z. B. als Raumduft in Duftlampen eingesetzt. Zu diesen Ölen zählen u. a. Bergamotte, Lavendel, Rose oder Orange. Natürlich muss man auch mögen, was man da riecht: Geht einem ein nachweislich stimmungsaufhellender Duft nicht unter die Nase, weil z. B. schlechte Erinnerungen damit verknüpft sind, dann wird er logischerweise nichts bringen. Umgekehrt kann ein für viele vielleicht nichtssagender Geruch für gute Gefühle sorgen, weil man schöne Dinge damit verbindet.

Achtung: Machen Sie keine Aromatherapien mit Kleinkindern! Schwangere oder stillende Frauen bzw. Allergiker sollten im Vorfeld immer mit ihrer Ärztin sprechen.

BEWEGUNG AN DER FRISCHEN LUFT

Für dieses einfache Hausmittel müssen Sie das Haus verlassen. Bewegung in frischer Luft ist **fast ein Wundermittel gegen Schwermut.** Also los, es kostet nichts und bringt so viel!

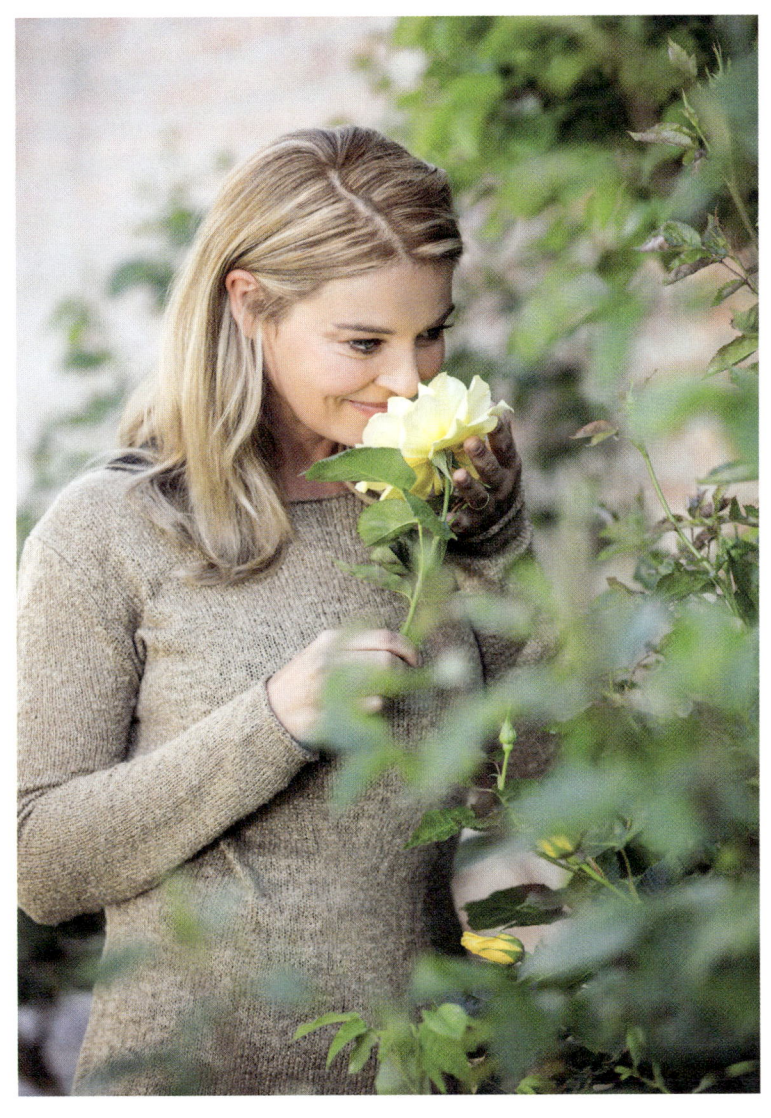

*„Wenn ich den Geruch der Weißtanne
in der Nase habe, bin ich sofort gut gelaunt.
Und ich liebe den Duft, den blühende
Rosen verströmen."*

Zähne & Co

ZAHNSCHMERZEN, ENTZÜNDUNGEN DES MUND- UND RACHEN-RAUMES

Starkes Zahnweh gehört zu den intensivsten Schmerzen, die wir Menschen empfinden können. Und eigentlich gibt es nur eine Lösung, um etwas Nachhaltiges dagegen zu unternehmen: Ab zum Profi!

Leider, und das scheint ein ungeschriebenes Gesetz zu sein, treten Zahnschmerzen vorzugsweise dann auf, wenn der eigene Zahnarzt nicht greifbar ist, also entweder genau an dem Wochentag, an dem er seine Praxis geschlossen hält, oder aber am Wochenende bzw. „zumindest" abends. Damit in einer derartigen Situation guter Rat nicht allzu teuer ist, habe ich hier ein paar Tipps für Sie: Schauen Sie, ehe Sie Ihren Medizinschrank nach Schmerzmitteln durchsuchen, doch beispielsweise einmal in Ihr Gewürzregal: Da verbirgt sich eventuell ein Mittelchen, das Ihnen über die Wartezeit helfen kann.

NELKENKAUGUMMI

Verwenden Sie eine Gewürznelke quasi als Kaugummi und kauen Sie nahe des betroffenen Zahnes **mehrere Minuten ganz sanft daran.** Nach und nach wird dabei das Öl der Nelke freigesetzt und entfaltet so seine schmerzstillende Wirkung. Diese Methode eignet sich besonders bei empfindlichen Zähnen.

ÄTHERISCHES NELKENÖL

Noch wirksamer lassen sich Zahnschmerzen mit reinem Nelkenöl lindern. Geben Sie etwas unverdünntes Öl **mit einem Wattebausch oder -stäbchen** auf den schmerzenden Zahn.

KNOBLAUCHZEHE

Für einen Zahn, der endlich Ruhe gibt, nimmt mancher vielleicht sogar eine Knoblauchfahne in Kauf. Halbieren Sie eine Stinkerzehe und **drücken Sie sie sanft auf den schmerzenden Zahn bzw. das entzündete Zahnfleisch.** Der austretende Saft braucht einige Minuten, bis er wirkt.

Gewürznelken

Die Nelke führt wahrscheinlich jede Anti-Zahnweh-Hausmittel-Hitliste an – und sie hat sich den obersten Stockerlplatz in diesem unaussprechlichen Ranking auch verdient. Was die getrockneten Blütenknospen des Gewürznelkenbaumes so wertvoll macht, heißt Eugenol. In der Zahnmedizin ist dieser Stoff nicht selten im Einsatz und wird z. B. zur Behandlung von Zahn- und Zahnfleischentzündungen verwendet. Weil Eugenol sehr stark nach Gewürznelken riecht, wird es auch in der Parfümindustrie verwendet.

ZAHNARZTBESUCHE ODER
WAS ICH NOCH GESAGT HABEN WOLLTE

Manche Dinge weiß man, aber man möchte Sie nicht hören. Als Ärztin muss ich jedoch auch Unangenehmes ansprechen und Ihnen ein bisschen auf den Geist gehen, also: Wenn man von Zahnschmerzen spricht, dann muss man auch von Vorsorgeuntersuchungen sprechen (die ja generell ein Thema sind, nicht nur hier). Okay, ich hör gleich auf, lassen Sie mich nur das noch zu Ende bringen: Regelmäßige Kontrollbesuche beim Zahnarzt sollten Fixtermine sein. Wenn Sie zweimal im Jahr auf dem Behandlungsstuhl Platz nehmen, dann muss dieser ziemlich sicher kein Marterstuhl mehr werden. Ich weiß, dass Sie das wissen, aber gerade an dieser Stelle wollte ich Sie daran erinnern.

Die Ringelblume

Sie kann auch für unsere Schleimhäute in Mund und Rachen einiges leisten: die Ringelblume. Einige ihrer Inhaltsstoffe sind Teamwork-Profis und für die wundheilungsfördernde und entzündungshemmende Wirkung verantwortlich.

EIS

Schmerzt ein Zahn und ist kein anderes Heil- oder Hausmittel greifbar, tun's zur Not auch die Eiswürfel aus dem Gefrierfach. Wickeln Sie diese in ein Tuch und **drücken Sie es vorsichtig gegen die Wange.** Durch die niedrige Temperatur wird der Blutfluss gedrosselt und das sorgt für eine Linderung des Schmerzes.

RINGELBLUMENTEE

1–2 g Ringelblumenblüten mit 150 ml heißem Wasser übergießen und den Aufguss zehn Minuten ziehen lassen.
Spülen und gurgeln Sie mehrmals täglich mit dem Tee.

DER BOTANISCHE WETTERFROSCH

Ihre Beinamen „Morgenröte" oder „Goldblume" verdankt die Ringelblume den orangefarbenen, strahlenförmig angeordneten Blüten. Wenn Schlechtwetter droht, faltet sie diese hübschen Blüten zusammen, den Bauern diente sie früher deswegen oft als Wetterprophetin.

TEEBAUMÖL

Geben Sie **ein paar Tropfen Teebaumöl in ein Glas mit lauwarmem Wasser** und spülen Sie Ihren Mund damit. Oder träufeln Sie das Öl, wenn Sie nicht dagegen allergisch sind, direkt auf die schmerzenden Stellen.

EICHENRINDENTINKTUR

Übergießen Sie eine Handvoll zerkleinerte Eichenrinde mit Doppelkorn, sodass alle Pflanzenteile gut bedeckt sind, und lassen Sie die Mischung etwa vier Wochen ziehen. Seihen Sie den Ansatz dann durch ein Tuch und füllen Sie die Tinktur in eine dunkle Flasche. Tupfen Sie bis zu dreimal täglich die entzündeten Stellen damit ein oder gurgeln Sie ebenfalls **bis zu dreimal täglich mit zehn bis 50 Tropfen** der Tinktur in einem Glas Wasser. Achtung: Die in der Eichenrinde enthaltenen Gerbstoffe können bei längerer Einnahme die Leber schädigen. Die Tinktur also bitte nicht schlucken oder als Langzeittherapie einsetzen!

HEIDELBEERABKOCHUNGEN

2 EL getrocknete Heidelbeeren mit 1 l Wasser aufkochen und 15 Minuten köcheln lassen, dann abseihen.

Machen Sie mit dieser Abkochung **mehrmals täglich richtiggehende Mund- oder Rachenbäder,** das heißt, spülen bzw. gurgeln Sie sehr ausgiebig damit.

Heidelbeeren

Leichten Entzündungen der Mund- und Rachenschleimhaut kann man mit Heidelbeeren „entgegentreten". Die darin enthaltenen Gerbstoffe wirken zusammenziehend und fördern die Wundheilung der Schleimhäute. Am besten verwendet man dafür wässrige Extrakte.

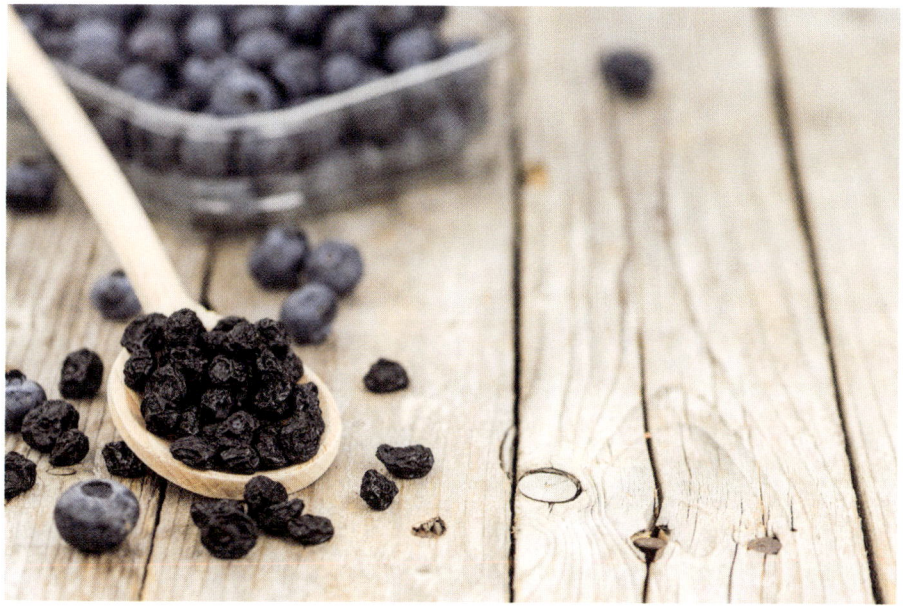

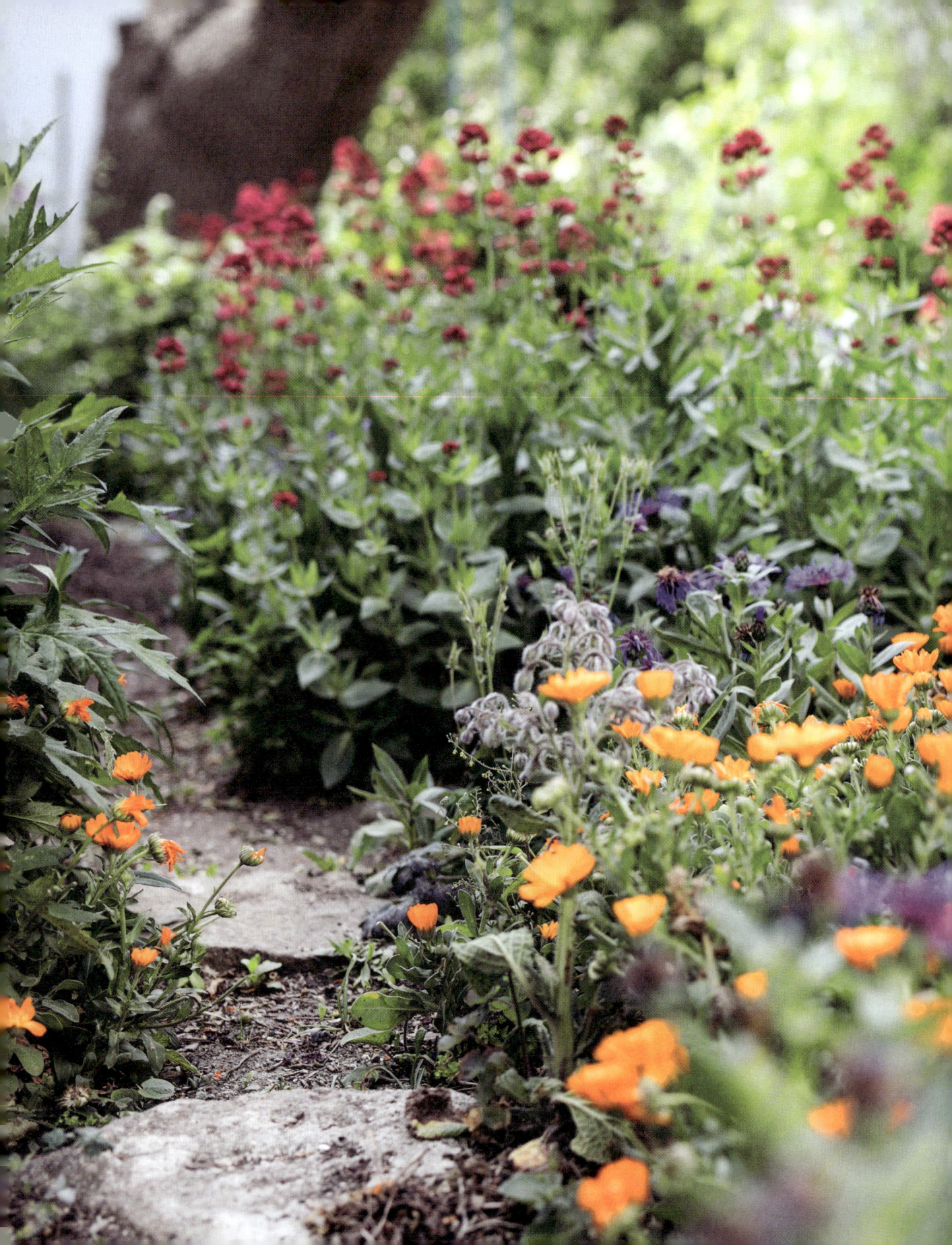

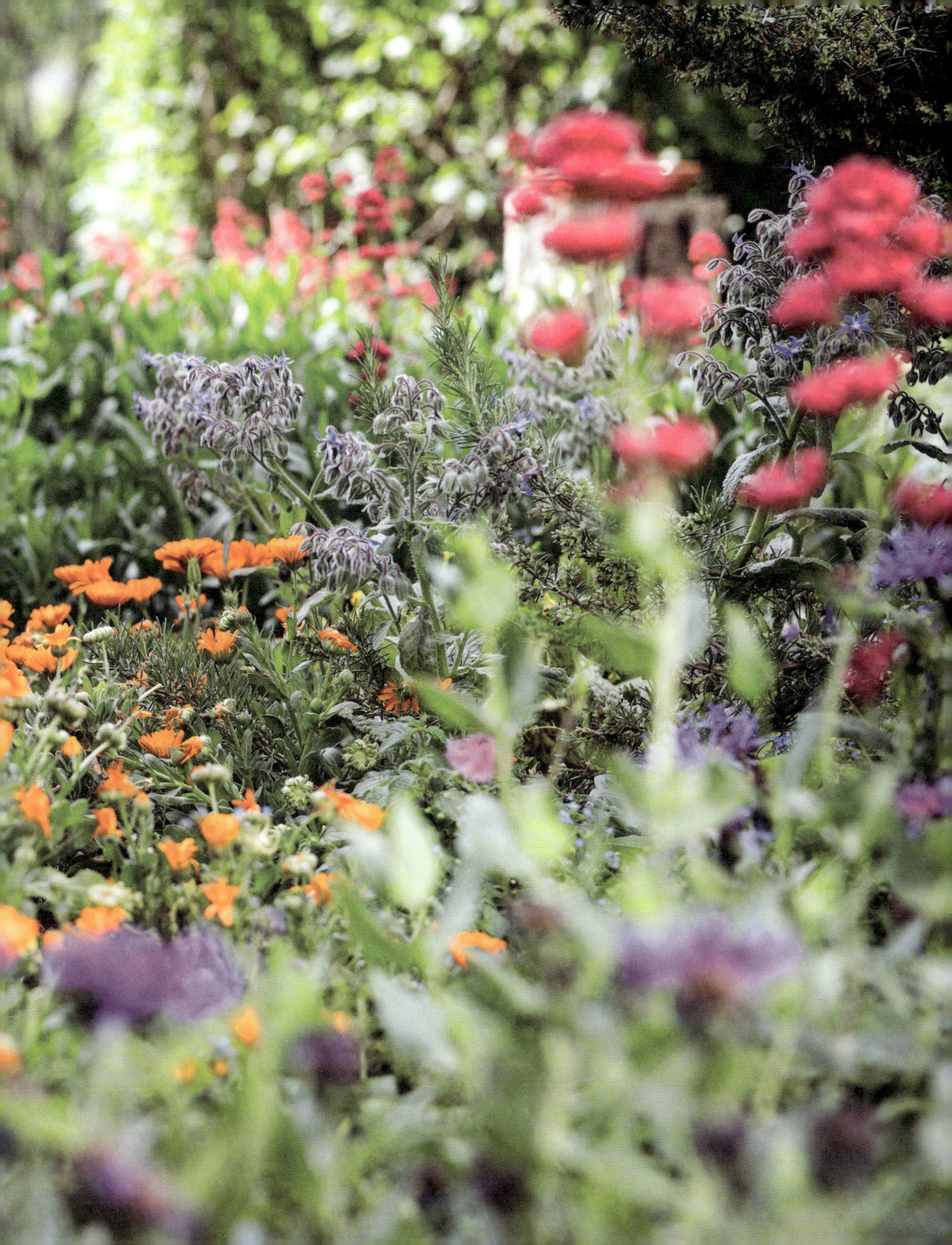

REGISTER
BESCHWERDEN

REGISTER
PFLANZEN

ÜBER DIE AUTORIN

....

Dr. med. Christine Reiler ist die Gesundheitsexpertin des ORF und bekannt als Moderatorin diverser Medizinsendungen, wie unter anderem von „Bewusst gesund". Sie hegt eine große Liebe zur Natur, tankt gerne Kraft auf ihrem Bauernhof und freut sich, wenn's im Garten blüht und sprießt. Und so widmet sie sich gerade auch der Pflanzenheilkunde mit besonderem Engagement: Die junge Ärztin schätzt die Schulmedizin, weiß aber auch, was traditionelle Hausmittel sowie die Phytotherapie bewirken können. Die Mutter von zwei Kindern setzt regelmäßig und mit Erfolg auf Essigpatscherl, Fichtenwipfelsirup & Co. Ihre Leidenschaft fürs Schreiben lebt Christine Reiler übrigens seit einigen Jahren als Journalistin aus: Sie verfasst Gesundheitskolumnen für verschiedene Printmedien und Blogs.

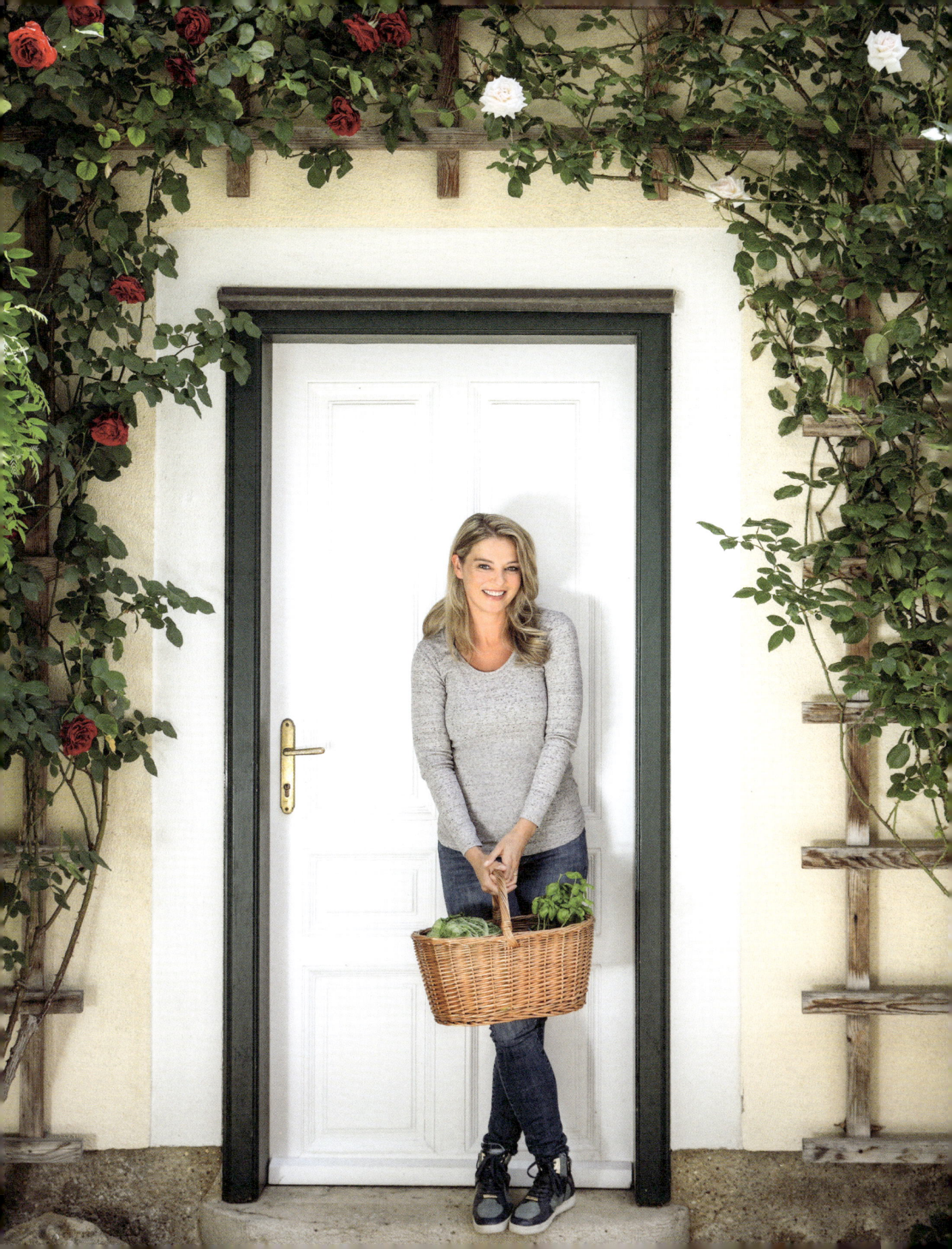

DANKE AN ALLE,

....

die mit ihrem unermüdlichen Einsatz, ihrer Begeisterung und ihrem kreativen Denken dazu beigetragen haben, dass dieses Buch entstehen konnte. Mein ganz spezieller Dank geht an meinen Mentor Prof. Mag. pharm. Dr. Wolfgang Kubelka für seinen phytotherapeutischen Input.

STYRIA BUCHVERLAGE

Bücher aus der Verlagsgruppe Styria gibt es in jeder Buchhandlung und im Online-Shop
www.styriabooks.at

Covergestaltung: Jefferson & Högerle
Layout und Satz: Jefferson & Högerle
Redaktion: Heidi Hölbling-Fellhuber
Projektleitung: Jasmin Parapatits
Fotos: Harald Eisenberger, außer

Getty Images: Coverillustration (Alisa Pravotorova), Vor- und Nachsatz (channarongsds), S. 13 (Roxiller), S. 22 (SherSor), S. 27 (Madeleine_Steinbach), S. 31 (fotostorm), S. 35 (HeikeRau), S. 37 (supercat67), S. 38 oben (simarik), S. 38 unten (Milen), S. 39 (Helin Loik-Tomson), S. 52 (Zb89V), S. 53 (gorchittza 2012), S. 59 (YinYang), S. 61 (YelenaYemchuk), S. 72 (tycoon751), S. 73 (mescioglu), S. 78 (Diana Taliun), S. 85 (joannawnuk), S. 86 (AntiMartina), S. 87 (jxfzsy), S. 88 (Kerrick), S. 89 Marina Denisenko), S. 101 (Stieglitz), S. 102 (Li Zhou), S. 103 (meteo021), S. 104 (Linda Raymond), S. 105 (Vaivirga), S. 107 (Angela Kotsell), S. 118 (ManuWe), S. 123 (AlasdairJames), S. 124 (nkeskin), S. 127 (betyarlaca), S. 130 (fotomarekka) AdobeStock: S. 47 (photophonie), S. 97 (dina), S. 113 (Anjelika Gretskaia), S. 137 (HandmadePictures)

Druck und Bindung: Finidr
Printed in the EU
7 6 5 4 3 2 1

HINWEIS: Die Autorin hat für die Inhalte dieses Buches nach bestem Wissen und Gewissen recherchiert und stellt mit den angebotenen Informationen keinen Anspruch auf Vollständigkeit. Weder sie noch der Verlag können Haftung in Bezug auf die Inhalte übernehmen.

....

Liebe Leserin, lieber Leser,

hat Ihnen dieses Buch gefallen? Dann freuen wir uns über Ihre Weiterempfehlung! Erzählen Sie in Ihrem Freundeskreis davon, in Ihrer Buchhandlung, oder bewerten Sie es online.
Wollen Sie weitere Informationen zum Thema? Möchten Sie mit der Autorin in Kontakt treten? Wir freuen uns auf Austausch und Anregung unter leserstimme@styriabooks.at

Inspiration, Geschenkideen und gute Geschichten finden Sie auf www.styriabooks.at